Einführung

Das Buch soll Ihnen helfen, Basiswissen über pflanzliche und über ätherische Öle zu erlangen.

Mit Kräutern, Blüten und Früchten sowie einer Fülle anderer Rohstoffe aus der Schatztruhe der Natur lassen sich hochwertige Pflegemittel für Ihre Haut selbst herstellen. Dieses Buch beschreibt die Wirkungen hochwertiger Basisöle (pflanzliche Öle) und ätherischer Öle und die Möglichkeiten ihrer Anwendung in der natürlichen, sanften Kosmetik. Mehr und mehr wird sich der Mensch bewusst, dass er nicht gegen die Natur leben kann, sondern nur mit ihr. Noch bis in dieses Jahrhundert hinein war es üblich, kosmetische Präparate vom Apotheker anrühren zu lassen oder selbst herzustellen. Leider sind Atemluft, Trinkwasser und Nahrungsmittel heute durchwegs mit chemischen Stoffen belastet. Sollten wir nicht besser darauf verzichten, uns auch noch freiwillig mit Kosmetik überflüssige Chemikalien zuzuführen?

Bevor wir uns der Kosmetik, der äußeren Pflege, widmen, werfen wir einen kurzen Blick auf die Fertigkosmetik. Vergleichen wir einmal synthetische und natürliche Kosmetik miteinander.

Klarerweise ist dieses Buch nicht das erste, das sich mit Kosmetik auf Basis von pflanzlichen und ätherischen Ölen befasst. Die Fülle an Büchern hat den Nachteil der Unübersichtlichkeit. Mit dem vorliegenden Exemplar habe ich versucht, in komprimierter Form das Gebiet der Naturkosmetik abzudecken.

In diesem Buch finden Sie Rezepte, die im Gegensatz zur synthetischen Kosmetik sich nur mit natürlichen Inhaltsstoffen befassen.

Auch behandelt es die natürliche Pflege von Haut und Haar. Nachdem ich mich seit langer Zeit mit der Naturkosmetik beschäftigt hatte, war es mir ein Bedürfnis, meine Erfahrungen mit diesen Kostbarkeiten weiterzugeben.

Synthetische Kosmetik

Die Fertigkosmetik entwickelt ständig neue Substanzen, die hautfreundlich, hautpflegend und heilend sind – sagt die Werbung. Das Industrieprodukt begnügt sich entweder mit chemischen Abwandlungen aus dem Naturprodukt oder minimalen Mengen des natürlichen Rohstoffs. Diese Kosmetika enthalten tatsächlich äußerst wirk-

same synthetische Stoffe, die so in der Natur nicht zu finden sind und auch so preiswert wie im industriellen chemischen Herstellungsprozess nicht zu gewinnen sind.
Im Labor ist es heute schon möglich, die Natur nachzuahmen und Substanzen herzustellen, die ihren natürlichen Vorbildern gleich sind. Daneben verwendet man bei der industriellen Herstellung auch solche Rohstoffe, die dem Laien als Wundermittel erscheinen mögen. Zum Beispiel: Kollagen.
Kollagen ist reiner tierischer Leim und wird aus Tierknochen und tierischer Haut gewonnen. Wir bezeichnen es als Gelatine. Unter der Bezeichnung Kollagen findet man Gelatine in vielen kosmetischen Fertigprodukten. Diese Stoffe sind billig und jedem zugänglich; man könnte sie durchaus auch in die hausgemachte Kosmetik einarbeiten, wenn man nicht wüsste, dass diese Mittel auf der Haut nicht nur dienlich, sondern auch schädlich sind.
Die synthetische Kosmetik kann man grundsätzlich nicht als schlechte Kosmetik ablehnen, doch gibt es wichtige Punkte, die mich bewegen, reine Naturkosmetik zu verwenden. Der Fertigkosmetik fehlt die Lebenskraft.
Grundsätzlich enthält Fertigkosmetik Konservierungs- und Desinfektionsmittel, welche die Wirksamkeit der natürlichen Substanzen (wenn vorhanden) beeinträchtigen können. Konservierungs- und Desinfektionsmittel sind körperfremde Substanzen, die nichts auf der Haut zu suchen haben (Formaldehyd). Diese Stoffe greifen die Haut, Hautflora und den Säureschutzmantel an. Sie töten auf unserer Haut nicht nur alle hautfeindlichen Keime und Bakterien, sondern auch die notwendigen hautfreundlichen Mikroorganismen, die uns schützen, indem sie körperfremde Keime und Bakterien bekämpfen. Außerdem lassen sie die Haut altern, indem sie das Wasserbindevermögen verringern. Sie dringen in die Hautschichten ein, gerben die Haut und nehmen ihr die Elastizität.
Da die Kosmetik Monate oder Jahre halten muss, kommt die Industrie leider ohne Konservierungsmittel nicht aus.

Die Naturkosmetik ist groß in Mode. Auch die Industrie hat sich dieses Trends bemächtigt. Als Verbraucherin würde ich es begrüßen, wenn auf der Verpackung die Inhaltsstoffe und deren Mengen angegeben sind.

Leider ist die Lagerfähigkeit dieser Produkte sehr begrenzt. Mit chemisch konservierten Produkten kann die Haltbarkeit natürlicher Kosmetika nicht konkurrieren. Das ist ihr einziger Nachteil; die Vorteile aufzuzählen, erübrigt sich an dieser Stelle wohl.

Natürliche Kosmetik

Naturkosmetik ist frei von Konservierungsmitteln. Sie wird aus hochwertigen pflanzlichen Ölen (biologischer Anbau), wertvollen ätherischen Ölen, harmonisierenden, pflegenden Blütenessenzen, Vitaminen und Mineralstoffen hergestellt.
Bienenprodukte wie zum Beispiel Honig, Propolis, Gelée royale und Bienenwachs haben einen wichtigen Stellenwert in der Naturkosmetik. Auch Lanolin (Wollfett) findet in der Naturkosmetik Verwendung.
Was in der Naturkosmetik erreicht werden soll, ist, sich wohl zu fühlen und unsere Haut schön und lebendig zu erhalten.
Hautpflege bedeutet wesentlich mehr als Kremen und Lotionen, obwohl diese ein wesentlicher Bestandteil der Pflege sind. Wir sollten der Haut ein abwechslungsreiches Reizprogramm bieten.
Zum Beispiel: Massagen, kalte und warme Duschen, heiße Kompressen, frische Luft.

Die Bausteine der Haut

Besonders kalt geschlagene Pflanzenöle sollten in keiner Küche fehlen. Fleisch, Fisch und Eier sollten nur gelegentlich Zukost sein. Folgen Sie auch Ihrer Natur; essen Sie nur, wenn Sie Hunger haben.

Nahrung

Ein wichtiger Baustein zur Pflege der Haut ist die Nahrung. Keineswegs ist es für unser Aussehen unwichtig, was wir essen. Ein Großteil unserer Nahrung sollte naturbelassen sein. Jede Mahlzeit sollte mit Frischkost beginnen, wie sie die Jahreszeit gerade bietet – eine Nahrung, in der Vollkornschrot, Milch, Milchprodukte, Nüsse, Obst, Gemüse, Salate, Kartoffeln und Südfrüchte bevorzugt werden.

Wasser

Wasser ist auch sehr wichtig für unsere Haut. Der Organismus besteht aus 70 % Wasser. Nur Wasser hat die Fähigkeit, unseren Körper zu reinigen und zu entgiften. Die Feinde der Haut sind eine ungenügende Entgiftung und Feuchtigkeitsmangel.

Sauerstoff

Ein weiterer Baustein der Haut ist die Luft. Sie ist eines der wichtigsten Schönheitsmittel der Haut. Um sich zu regenerieren, braucht die Haut Sauerstoff wie alle Organe. Darum sollten Sie für ausreichende Sauerstoffzufuhr im Körper sorgen. Das erreichen Sie nur durch regelmäßige intensive Bewegung an der frischen Luft.

Entspannung

Entspannung ist das vierte Element, das unser Aussehen beeinflusst. Nehmen Sie sich Zeit, lassen Sie sich fallen für einen Augenblick oder ein paar Minuten. Vergessen Sie alle Probleme und Sorgen und genießen Sie das süße Nichtstun. Nichts ist wirkungsvoller und heilsamer für die Schönheit. Sollten Sie Schwierigkeiten haben, sich zu entspannen, probieren Sie einmal autogenes Training aus. Auch Musik kann dazu beitragen, sich zu beruhigen. Von den Wellen der Musik getragen, öffnen wir uns, und es kommt zur inneren Entspannung. Auch Düfte können entspannend wirken.

Aufbau der Haut

In groben Umrissen werde ich Ihnen den Aufbau der Haut schildern. Die Oberhaut (Epidermis) besteht aus einer Hornschicht von abgestorbenen Zellen und darunter liegenden lebenden Zellen, die aber bereits im Absterben sind und langsam nach oben vordringen, sodass sie später die äußerste Schutzschicht bilden. In diesen Zellen befinden sich die Hauptpigmente, die uns vor Strahlungseinflüssen schützen und dafür sorgen, dass sich unter dem Einfluss des Sonnenlichts Vitamin D bildet.

Die Lederhaut (Corium) besteht aus Bindegewebe, welches durch Papillen fest mit der Epidermis verbunden ist. In diesen Papillen befinden sich die Kapillaren und die Sinnesnerven. Etwas tiefer in der Lederhaut liegen die Schweißdrüsen, die Haare und die Talgdrüsen.

Die Ergänzung und Bereicherung der musikalischen Welt mit der Welt der Düfte führt unsere Sinne in eine neue Dimension. Diese Verbindung von Duft und Musik eignet sich zur Tiefenentspannung und für alle Formen der meditativen Einkehr.

Wie wir alle wissen, ist die Babyhaut weich und zart. Aber im Laufe der Zeit wird die Haut härter, bedingt durch Veränderungen des Kollagengehalts. Die Haut wird trokkener und es bilden sich Falten. Das sind die offensichtlichsten und unvermeidlichen Veränderungen.

Das Unterhautzellgewebe (Sucutis) bestimmt unser Aussehen. Dort werden Fett, Feuchtigkeit und Abfallprodukte gespeichert. Das Unterhautgewebe stellt eine zusätzliche Schutzschicht gegen Temperatureinflüsse, Verletzungen und so weiter dar. Die Haut ist unser wichtigstes und größtes Organ – eine Tatsache, derer wir uns nur selten bewusst werden. Unsere Haut verändert sich ständig. Jeder Mensch steckt in seiner eigenen Haut. Doch es gibt gewisse Ähnlichkeiten, die es erlauben, die Eigenschaften in drei Hauttypen einzuteilen.

Normale Haut

Sie ist vollkommen gesund. Normale Haut kann man an einer guten Durchblutung und einer guten Funktion der Talgdrüsen erkennen. In der Jugend ist sie glatt und feinporig. Im zunehmenden Alter wird die Haut immer trockener und faltiger. Es erscheinen oft auch so genannte Altersflecken. Da die Talgabsonderung durch Hormone gesteuert wird, kommt es kurzfristig zu Veränderungen und Irritationen. Im Laufe des Lebens nimmt der Wasserhaushalt um die Hälfte ab: von durchschnittlichen 13 % beim Kind auf weniger als 7 % beim alten Menschen. Nach einigen Jahren kommt die Zeit, in der man der Natur mit natürlicher Kosmetik etwas nachhilft. Ansonsten bedarf es keiner aufwändigen speziellen Pflege für die Haut.

Fette Haut

Fette Haut erkennt man daran, dass sie viele große Poren aufweist. Ihre Talgdrüsen produzieren zu viel Talg, und ihre Hornschicht ist dicker als sie sein sollte. Fette Haut ist oft ein kosmetisches Problem, denn sie geht mit Pickeln und Akne einher. Durch verstopfte Poren kommt es leicht zu Entzündungen und deshalb sollte man die Haut regelmäßig und gründlich reinigen. Allerdings einen Vorteil hat fette Haut: In den späteren Jahren gibt es deutlich weniger Falten. Die fette Haut kann, so paradox es auch klingt, mit pflanzlichen Ölen behandelt werden. Diese Öle erlauben dem Talg einen sanften Abfluss.

Zu viel Fett kann die Folgeerscheinung eines hohen Östrogenspiegels sein.

Trockene Haut

Die trockene Haut hat eine dünne Hornschicht und eine feine Struktur mit wenig sichtbaren Poren. Durch eine unzureichende Produktion der Talgdrüsen kommt es zu einem Mangel an Fett bzw. Feuchtigkeit. Die Fettschicht der Haut ist nicht stark genug, um übermäßige Verdunstung zu verhindern. Der Säurehaushalt ist nicht im Gleichgewicht. Trockene Haut neigt eher zur Faltenbildung als alle anderen Hauttypen.

Mischhaut

Die Mischhaut besteht aus zwei Hauttypen, der trockenen und der fetten Haut. Vor allem Stirn, Nase und Kinn sind fett und die restlichen Partien sind trocken. Die trockenen Bereiche verlangen nach gründlicher Pflege, während die fetten Stellen besonders sorgfältig gereinigt werden müssen. Jedoch ist es nicht nötig, zwei verschiedene Pflegeprodukte zu verwenden. Mit einem trockenen Öl und einigen hochwertigen ätherischen Ölen kann man die Talgproduktion ausgleichen.

Im Gesicht findet man trockene und fette Bereiche.

Alternde Haut

Die reife Haut ist gekennzeichnet durch Feuchtigkeitsverlust und fortschreitende Kollagenvernetzung, was sich durch Faltenbildung äußert. Jedoch wer bereits mit 30 Jahren eine solche Haut hat, sollte sich zu Recht Sorgen um die Hautbeschaffenheit machen. Bevor überhaupt ein aufwändiges Pflegeprogramm beginnt, muss man sich auch Gedanken über die Ernährung machen. Das bedeutet unter anderem auch Vermeidung von Koffein, Alkohol und Nikotin. Wichtig ist weiters die Frischluftzufuhr und Bewegung. Stress sollte verhindert werden.

Alternde, müde Haut ist wie der Alterungsprozess selbst eine normale Erscheinung.

Der reifen Haut führt man unterstützend Feuchtigkeit und Sauerstoff zu. Spezielle Packungen und Kompressen eignen sich gut dazu. Auch eine regelmäßige Rubbelmaske löst Verhärtungen in der Haut, indem sie den Lymphfluss und die dem Alter entsprechende verminderte Durchblutung anregt. Dadurch werden Abfallprodukte schneller abtransportiert und Nährstoffe werden zu den Zellen geleitet.

Empfindliche Haut

Der empfindliche Hauttyp leidet oft an allergischer Haut. Die Haut reagiert oft stärker auf Berührungen, leidet unter Juckreiz, ist oft verfärbt, rauh und anfällig für Ekzeme. Die sensible Haut spricht stärker als alle anderen Hauttypen auf viele Substanzen in Medikamenten und synthetischer Kosmetik, Witterungseinflüsse, hormonelle Veränderungen, Stress, psychische Belastung usw. an.
Dieser Hauttyp verlangt eine genaue Beobachtung, besonders wenn die Irritationen auftreten.

Pflegen und reinigen

Eine vernünftige Hautpflege ist sinnvoll und sogar nötig, um die natürlichen Funktionen der Haut zu erhalten und zu unterstützen. Wichtig ist, dass die Pflegemaßnahmen weder die Atmung der Haut noch die Feuchtigkeitsregulierung beeinträchtigen. Die natürliche Kosmetik bietet in dieser Hinsicht deutliche Vorteile. In Kremen und Lotionen kommen nur Kräuter, Blüten und Pflanzenöle vor, welche von der Haut leicht aufgenommen werden. Die Schweißdrüsen und Poren können somit nicht verstopft werden. Ein wesentlicher Punkt ist eine ausreichende Flüssigkeitszufuhr; rund 2 Liter Wasser oder Kräutertee sind dabei die Untergrenze, die Sie zu sich nehmen sollten. Nachts muss die Haut frei atmen können. Auch soll sie im Stande sein, die durch den Stoffwechsel entstandenen Schlacken abzusondern. Das Duschbad eignet sich am besten für die tägliche Anregung und Reinigung. Bei heiß-kalten Wechselkompressen belebt sich die Haut, und sie fängt an, zu kribbeln und zu arbeiten. Sehr empfehlenswert ist die sanfte Bürstenmassage mit 2 Gesichtsbürsten. Durch

Da eine gute Durchblutung das A und O einer gesunden Haut ist, empfehle ich auch öfters eine Ganzkörpermassage.

das Bürsten von unten nach oben werden Hautschuppen abgestoßen. Dadurch wird die Haut zu schnellerem Umsatz angeregt, was sie frisch und jung hält.

Massage

Massage ist eine Form der Therapie, die Entspannung bringt und die innere Ruhe wiederherstellt. Sie ist eine uralte Heilkunst, die in vielen Kulturen praktiziert wird.
Sie regt den Lymphfluss an, der den Körper von Giften befreit, sorgt für eine bessere Durchblutung, verleiht der Haut strahlendes Aussehen und belebt den Körper. Sie löst Anspannungen und Schmerzen in der Muskulatur. Das Immunsystem wird angeregt und die Abwehrkräfte werden gestärkt.

Pflanzliche Öle

Pflanzliche Öle sind ölartige Substanzen, die aus den Pflanzen gewonnen werden. Es gibt zwei Arten von Ölen, nämlich flüchtige Öle und nicht flüchtige Öle. Flüchtige Öle finden die Anwendung in der Aromatherapie. Fette Öle sind die Grundsubstanzen der Naturkosmetik. Verwenden Sie bitte nur qualitativ hochwertige kaltgepresste Öle (KbA).
Jedes Öl hat seine eigene typische Kennzeichnung und einen einmaligen Geschmack. Darum möchte ich an dieser Stelle etwas genauer darauf eingehen. Warum soll man pflanzliche Öle dem Mineralöl oder tierischem Fett vorziehen? Ich möchte es einmal so erklären: Mineralöle werden aus Erdöl gewonnen und unterscheiden sich völlig von pflanzlichen Ölen. Mineralöl ist ein gereinigtes, leichtes Petroleum, das nicht ranzig werden kann. Es wird vom Hautfett nicht aufgelöst und bildet eine dichte Schutzschicht; die verhindert einerseits die Verdunstung der Feuchtigkeit, andererseits bleibt sie wie ein Ölfilm auf der Haut stehen. Dadurch wird die Hautatmung verhin-

Seit ich mich mit pflanzlichen Ölen beschäftige, bin ich immer wieder überrascht und beeindruckt, welche Heilkraft in diesen Substanzen steckt. Pflanzenöle enthalten Stoffe, die dazu beitragen, Organe und Gewebe zu schützen. In mehr oder weniger großer Menge enthalten Pflanzenöle die Vitamine A, D, E, F und K. Die Haut kann Pflanzenöle zur Gänze aufnehmen.

Ungesättigte Fettsäuren sind für die gesunde Ernährung sehr wichtig. Sie sind ein wertbestimmender Bestandteil der Pflanzenöle.

dert. Tierische Fette sollte man auch meiden, da sie vorwiegend aus gesättigten Fettsäuren bestehen (werden von der Haut nicht aufgenommen).

Ungesättigte Fettsäuren sind lebensnotwendig für den Körper, denn er braucht sie für seinen Stoffwechsel. Man unterscheidet zwischen einfach und mehrfach ungesättigten Fettsäuren. Die mehrfach ungesättigten Fettsäuren werden häufig auch als Vitamin F bezeichnet, was aber nicht korrekt ist. Die Fettsäuren werden vom Körper gut aufgenommen, das heißt er kann sie schnell in Stoffe umwandeln, die ihm nützlich sind.

Wie wird Öl gewonnen?

Warmpressung

- Durch die Erhitzung des Öls entstehen chemische Verbindungen, die zum Teil gesundheitsschädlich sind. Darum muss dieses Öl, um es genießbar zu machen, einer Reinigung unterzogen werden, es wird raffiniert.

Extraktion

- Bei der Extraktion werden Früchte oder Saatgut zerkleinert und mit Lösungsmitteln wie Leichtbenzin oder Hexan herausgelöst. Da Hexan ein Nervengift ist, müssen anschließend die Lösungsmittel herausdestilliert werden. Natürlich können noch geringe Rückstände im Öl zurückbleiben. Durch diese Gewinnung wird meiner Meinung nach dem Öl die ganze Lebenskraft genommen.

Raffination

- Um das Rohöl auch genießbar zu machen, muss es durch aufwändige Verfahren gereinigt werden. Dabei werden Säuren und Laugen ebenso wie Wärme und starker Druck angewendet. Die meisten Speiseöle werden so gewonnen. Jedes Öl ist geschmacklos, geruchlos und gleich im Aussehen.

Kaltpressung

- Die beste Qualität wird durch die erste Pressung erreicht. Die Ausbeute des so gewonnenen Öls ist zwar gering, aber alle Inhaltsstoffe bleiben dadurch erhalten. Das Öl besitzt Energie, es birgt noch alle Kräfte der Natur. Jedes Öl hat seinen ausgeprägten Geruch und Geschmack und muss nicht mit Kräutern angereichert werden.

Der einzige Nachteil der kalt gepressten Öle ist ihr Ablaufdatum. Kalt gepresste Öle sind leider nicht lange haltbar.

Kalt gepresste Öle sind im Stande, den Cholesterinspiegel zu senken. Das gleiche Öl, nur anders gewonnen, würde das Gegenteil bewirken. Ist es nicht bemerkenswert, dass Pflanzenöle gänzlich von der Haut aufgenommen werden und nach einiger Zeit im Körper nachzuweisen sind? Meine Devise: Gutes Öl macht frisch und munter und nicht fett.

Aprikosenkernöl

Ist ein blassgelbes, geschmeidiges Öl und gehört zu den hochwertigen Ölen. Aprikosenöl wird von der Haut gut aufgenommen. Es fettet nicht und enthält Spuren von Vitamin A, B, E, Fettsäuren wie Linolsäure, Linolensäure, Ölsäure, Palmitinsäure.
Anwendung: Hautprobleme (fette, rissige, trockene, alternde, entzündete Haut), Schuppen, Verwendung als Massageöl.

Avocadoöl

Dieses Öl ist dunkelgrün und zähflüssig. Es wird aus der fetthaltigen Frucht des Avocadobaumes durch erste Kaltpressung gewonnen. Es wird sehr leicht von der Haut aufgenommen, dringt tief in die Hautschichten ein. Das Öl ähnelt dem Hautfett und verbindet sich mit ihm. Die Avocado enthält einen hohen Anteil an essenziellen Fettsäuren (Ölsäure, Linolsäure, Linolensäure, Palmitinsäure, Palmitoleinsäure, Phytosterine) und ist reich an Vitaminen (vor allem A, B_1, B_2, C, geringere Mengen D und F) sowie an Lezithin. Ihre heilenden Eigenschaften regenerieren die geschädigte Haut, lindern Ekzeme und begünstigen die Hautneubildung und Vernarbung. Das Öl ist ein mildes Antibiotikum, es bildet eine Schutzschicht auf der Haut und macht rauhe Haut wieder geschmeidig. In therapeutischen Anwendungen wird Avocadoöl eingesetzt, um verhärtetes Gewebe zu erweichen. Neuere Untersuchungen ergaben, dass eine Kreme aus einem Wirkstoff der Avocados Akne zu heilen vermag. Die Wirkung wird dem hormonähnlichen Phytosterol zugeschrieben. Auch bei anderen entzündlichen Hautleiden wie Neurodermitis werden Erfolge erzielt. Da Avocadoöl eine enorme Tiefenwirkung hat, kann man es besonders gut zur Behandlung des Unterhautgewebes und gegen viele Erkrankungen des Bindehautgewebes einsetzen. Anwendung: Hautprobleme (trockene, rissige, spröde, stumpfe Haut, Fältchenbildung, Schuppen). Avocadoöl ist ein nicht trocknendes Öl. Das heißt

Avocadoöl hat einen natürlichen Lichtschutzfaktor von 3 bis 4 (leichter UV-Filter aufgrund seiner gesättigten Fettsäuren).

es bildet einen zarten, geschmeidigen Ölfilm auf der Haut. Das Öl kann auch innerlich genommen werden.

Arnikaöl

Ist ein Mazerat aus Olivenöl, darf nur äußerlich angewendet werden. Dieses Öl verwende ich meistens als Einreibung bei Verstauchungen, Quetschungen, Rheuma, Verletzungen, Gelenksentzündungen, Zerrungen.

Aloe-vera-Öl

Aloe-vera wird in Sojaöl angesetzt. Dieses Öl hat wundheilende, hautpflegende Eigenschaften. Aloe-vera-Öl eignet sich zur äußerlichen Anwendung in Kosmetikprodukten. Anwendungsgebiete: Neurodermitis, Schuppenflechte, Sonnenbrand, Allergien, Hautprobleme, Verletzungen.

Borretschsamenöl

Kennen Sie diese Spezialität unter den fetten Ölen?

Ist dem Hautfett sehr ähnlich, ein sehr hochwertiges Öl und eignet sich gut zur Hautpflege. Es kann äußerlich und innerlich angewendet werden. Wird bei Schmerzen, Unruhe, Schlaflosigkeit, Hautproblemen, Nervosität eingesetzt. Hat ähnliche Eigenschaften wie Nachtkerzenöl.

Bucheckernöl

Gutes Salatöl!

Es wird schonend aus dem Samen der Buche gepresst. Für die Ernährung hat Bucheckernöl heute keine Bedeutung mehr. Es wird jedoch noch für medizinische Anwendungen genutzt (Rheumatherapie). Wenige Ölmühlen stellen noch das Bucheckernöl her. Zu Wildgerichten passt dieses Öl sehr gut.

Distelöl

Dieses Öl bekommt man unter der Bezeichnung »Saflor-öl« oder »Färberdistelöl« in der Apotheke.

Distelöl hat eine kräftige gelbe Farbe und einen intensiven Geschmack. Es wird durch Kaltpressung der Samen des Saflors aus einem aus Ägypten stammenden Korbblütler gewonnen. Distelöl kann man äußerlich und innerlich anwenden. Innerlich eingenommen sorgt

Distelöl für einen guten Ablauf des Stoffwechsels. Es senkt den Cholesterinspiegel und fördert die Produktion wichtiger Hormone, die für die Arbeit des Immunsystems und zum Aufbau neuer Zellstrukturen nötig sind. Distelöl wirkt regulierend, entzündungshemmend und immunstärkend. Bei Menschen mit Hautproblemen würde ich Distelöl innerlich als Kur empfehlen. 1 bis 2 Teelöffel (TL) Distelöl, im Wechsel mit Olivenöl, am besten morgens. Genauere Anleitung im Rezeptteil. Distelöl ist ein trockenes Öl und daher sehr gut geeignet als Basisöl in Kremen für fette Haut. Für die Kosmetik hat Distelöl noch einen anderen Zweck.

Der aus den getrockneten Blütenblättern der Pflanzen gewonnene Farbstoff, das Karthamin, gilt als natürlicher Farbzusatz von Schminken, Lippenstiften und Pudern. Auch in der Küche ist Distelöl hervorragend geeignet (für Salate, Rohkost, Topfen-/Quarkgerichte; kann über Gemüse und Kartoffeln gegossen werden).

Erdnussöl

Die Färbung ist blassgelb. Geruch und Geschmack sind intensiv und unverwechselbar. Erdnussöl ist ein nicht zur Oxidation neigendes Öl, das heißt es hält relativ lange. Meistens wird es zur Hautpflege und in Massageölen verwendet. Auch bei Hautproblemen wird es häufig eingesetzt.

Hagebuttenkernöl (Wildrosenöl)

Ein besonders wertvolles Basisöl mit einem auffallend hohen Anteil an mehrfach ungesättigten Fettsäuren. Ausgeprägt blassgelbes, geschmeidiges Öl. Reich an Vitaminen, Fettsäuren wie Linolsäure und Linolensäure. Hochwertiges Wildrosenöl, das keiner chemischen Behandlung unterzogen und nicht mit antioxidativ wirkenden Ölen (wie zum Beispiel Jojobaöl) versetzt wurde, ist aufgrund des hohen Gehalts an mehrfach ungesättigten Fettsäuren nicht lange haltbar. Wildrosenöl stärkt das Immunsystem, regt die Zellerneuerung an. Es wirkt nährend, glättend, ist gut bei Ekzemen, Schuppenflechte, Akne, Altersflecken, Falten, trockener, rissiger Haut. Es ist ein trockenes Öl. Das heißt es zieht sehr rasch in die Haut ein, daher für fette Haut geeignet.

Oxidation nennt man die Verbindung eines chemischen Stoffes mit Sauerstoff.

Hanföl

Die Hanfpflanze liefert wertvolle Rohstoffe zur Kosmetikherstellung. Durch seinen hohen Gehalt an essenziellen (wesentlichen) Fettsäuren

Überlieferungen aus China bezeugen, dass sich die Chinesen vom Verzehr des Hanföls ein langes Leben versprachen.

ist es ein hochwertiges Pflegeprodukt für die Haut. Hanföl pflegt, regeneriert und bewahrt die Haut vor Feuchtigkeitsverlust. Dieses Öl ist auch für Neurodermitiker bestens geeignet, da ein hoher Anteil an Gamma-Linolensäure vorhanden ist (ca. 4 %). Vor allem verwende ich es für beanspruchte und feuchtigkeitsarme Haut, normale Haut, fette Haut, da es sehr schnell in die Haut einzieht. Im medizinischen Bereich erstreckt sich die Anwendung auf eine stabile Gesundheit (Verdauungsstörungen, Darmträgheit, Durchfall). Hildegard von Bingen erkannte Hanf als krampflösendes und schmerzlinderndes Mittel an.

Haselnussöl

Ist ein blassgelbes Öl von geschmeidiger Konsistenz mit ausgeprägt nussigem Aroma. Haselnusskerne weisen einen hohen Ölgehalt auf. (ca. 65 %), wobei die einfach ungesättigte Fettsäure den Ton angibt. Haselnussöl enthält Vitamine, Mineralien, Proteine und essenzielle Fettsäuren einschließlich Linolensäure und Linolsäure. Das Öl zieht sehr rasch in die Haut ein, darum verwende ich es bei trockener, fetter, strapazierter Haut. Es hat einen natürlichen Sonnenschutz und wird deshalb gerne in Sonnenölen verwendet.

Die Heimat der Pflanze liegt in der Sonorawüste (südwestlicher Teil der USA bis in das nördliche Mexiko). Der Jojobastrauch sieht sehr unattraktiv aus und kann mit seinen verzweigten Ästen bis zu drei Meter hoch werden.

Jojobaöl

Jojobaöl ist eigentlich kein Öl, obwohl es immer so bezeichnet wird. Es ist ein flüssiges Wachs. Das Öl wird auch »flüssiges Gold« genannt. Jojoba ist ein sehr widerstandsfähiger Wüstenstrauch. Botaniker ordnen ihn in die Familie der Buchsbaumgewächse ein. Die Pflanze beginnt erst im dritten Lebensjahr Früchte zu tragen. Im Sommer reifen die 2 cm langen Früchte. Die Jojobanüsse müssen kalt und schonend gepresst werden. Das Öl hat eine hellgelbe Farbe und einen fruchtigen Geruch. Es ist sehr lange haltbar, dünnflüssig und zieht sehr schnell in die Haut ein. Jojobaöl ist der Grundstoff vieler Kosmetikprodukte. Achten Sie beim Kauf stets darauf, dass es sich um ein100 % naturreines und vor allem kalt gepresstes Produkt handelt. Im Jojobaöl ist viel Vitamin A enthalten, das die natürlichen Hautfunktionen fördert, ebenso Vitamin E, das die Zellerneuerung unterstützt, Vitamin F zur allgemeinen Stärkung der Haut. Ich staune immer wieder, welch pflegende und schützende Wirkung Jojobaöl hat. Es erhält den Säureschutzmantel, kann auch bei fettiger sowie trockener Haut angewendet werden, da es ausgleichend wirkt. Ideal als Massageöl und Badeöl, in Haarpackungen pflegt es das Haar und die Kopfhaut. Schützt die Haut vor UV-Strahlung (Sonnenschutzfaktor 4 bis 6). Hat eine bakterienhemmende Wirkung und wirkt heilend bei Akne, Ekzemen und Schuppenflechte. Ich verwende es auch gerne als Nasenöl, gemischt mit Avocadoöl (Schnupfen) und ätherischen Ölen. Bei Blasenentzündung, als Brustwickel und bei Krampfadern leistet es gute Dienste.

Der Wüstenstrauch muss mit extremen Temperaturunterschieden zurechtkommen. Auch die lang anhaltenden Dürreperioden übersteht er mithilfe seiner sehr langen Pfahlwurzel, die er auf der Suche nach Wasser tief in den Wüstenboden gräbt. Der Strauch kann bis zu 200 Jahre alt werden.

Johannisbeersamenöl

Blätter und Beeren sind bei uns schon seit Jahrhunderten bekannt und werden in der Naturheilkunde sehr geschätzt. Das Öl ist bei uns noch weniger bekannt. Therapeutisch interessant ist es wegen seines beträchtlichen Gehaltes an Gamma-Linolensäure (ähnliche Wirkung wie Nachtkerzenöl und Borretschsamenöl).

Johanniskrautöl

Johanniskrautöl ist ein Mazerat aus Olivenöl – wird auch Rotöl genannt. Dieses Öl wirkt beruhigend, nervenstärkend und seelisch aufhellend (besonders an trüben Tagen, bei Winterdepression, Angst, Schlafstörungen, Erregungszuständen, Konzentrationsschwäche, Nervenschwäche, Stress usw.). Johanniskrautöl hat entzündungshemmende, schmerzlindernde, wundheilende Eigenschaften (Bandscheibenschäden, Entzündungen, Gicht, Gliederschmerzen, Hämorriden, Hautkrankheiten, Rheuma, Migräne, Prellungen, nervöser Magen usw.). Das Öl hat eine besonders große Tiefenwirkung. Johanniskrautöl bewirkt die gesteigerte Ausscheidung von Natrium und Wasser.

Ich konnte schon gute Erfolge mit diesem Öl erreichen. Oft denke ich mir, es geht bis in die Knochen.

Kürbiskernöl

Ich verwende oft eine Mischung von Kürbiskernöl, Sojaöl, Schwarzkümmelöl und Olivenöl als Massageöl bei Muskel-, Knochen- und Gelenksproblemen.

Wird aus den Kürbiskernen bestimmter Kürbissorten gewonnen. Es hat einen intensiven Geschmack, ist dickflüssig und hat eine kräftige dunkelgrüne bis braune Farbe. Kerne und Öl sind bei Prostataproblemen sehr hilfreich. Nicht nur für Männer ist Kürbiskernöl besonders wirksam, sondern auch für Frauen. Anwendungsgebiete: Harnwegprobleme, Arteriosklerose, Bandscheibenprobleme, Blasenentzündung, Blasenschwäche, hoher Blutdruck, erhöhte Blutfettwerte, Muskelkrämpfe, Nierenerkrankung usw. Kürbiskernöl kann auch als Massageöl verwendet werden. Zur Hautpflege ist Kürbiskernöl ein sehr wertvolles Basisöl. Besonders bei trockener, rissiger, beanspruchter, schuppiger Haut. Verwendung als Zusatz für getönte Kremen.

Leinöl

Dieser Naturstoff wird wieder entdeckt.

Leinsamen wird von der Forschung als die reichhaltigste Quelle für pflanzliche Hormone bezeichnet. Diesen Hormonen schreibt man Krebsschutzwirkung zu.

Seine Farbe ist gelblich und der Geschmack ist sehr intensiv. Es kann äußerlich und innerlich angewendet werden. Der Gehalt an Alpha-Linolensäure ist phänomenal. Äußerlich wird es meistens gemischt mit Jojobaöl bei ekzematischer, trockener Haut, bei schmerzhaften Hautrissen oder bei berufsbedingten Hautschäden angewendet. Können Sie sich vorstellen, dass Leinöl ähnliche Eigenschaften besitzt wie Aspirin (nur ohne Nebenwirkungen)? Der Blutdruck wird günstig beeinflusst und die Arteriosklerosegefahr wird gemildert. Die Alpha-Linolensäure beeinflusst bestimmte Gewebshormone, die für eine gute Kalziumverwertung sorgen, sodass der Osteoporose vorgebeugt werden kann. Auch Sitzbäder bei Blasenentzündungen haben sich schon bewährt. Leinöl, mit Walnussöl und Sonnenblumenöl gemischt, kann dazu beitragen, Nierensteine (Oxalate, Phosphate, Nitrite, Harnsäure, Milchsäure, Gallensäure) aufzulösen, was bei Muskelerkrankungen, Rheuma, Versteifungen sehr wichtig ist.

Mandelöl

Der Mandelbaum wurde schon vor Jahrtausenden in Asien kultiviert. Mandelöl wird durch Kaltpressung der reifen Samen gewonnen. Das

Öl ist hellgelb und neutral im Geruch. Es wird sehr gut von der Haut aufgenommen und erleichtert das Eindringen ätherischer Öle. Es ist reich an Vitamin A, B, E, Kalium, Phosphor, Kalzium, Magnesium, Schwefel, Natrium, Eisen. Anwendung: für alle Hauttypen geeignet, besonders für trockene, empfindliche, spröde Haut (schützt vor Sonnenstrahlen und Licht).

Mandelöl wurde schon im Altertum verwendet. Es ist ein fettes Öl, wird gerne als Babyöl verwendet und kann äußerlich und innerlich genommen werden.

Macadamianussöl

Es wird durch erste Kaltpressung der in Amerika und Hawaii vorkommenden Nüsse gewonnen. Das Öl hat einen leicht nussigen Duft und enthält viele Vitamine und Mineralstoffe. Es ist ein fettes Öl und hinterlässt auf der Haut einen geschmeidigen Fettfilm. Dieses Nussöl hat einen Lichtschutzfaktor von 3 bis 4, dadurch findet es auch in Sonnenölen Verwendung. Bei Haarproblemen (Spliss, sprödes Haar) leistet es gute Dienste. Man kann es äußerlich und innerlich verwenden. Den Süßspeisen gibt es einen angenehm nussigen Geschmack.

Es ist ein wunderbares Massageöl. Für alle Hauttypen geeignet.

Nachtkerzenöl

Wichtige Anbaugebiete sind Nord- und Mittelamerika, Europa. Das Öl wird durch Kaltpressung aus dem Samen gewonnen. Es hat eine gelbliche Farbe und einen milden, angenehmen Geschmack. Nachtkerzenöl hat einen hohen Anteil an Gamma-Linolensäure. Diese mehrfach ungesättigte Fettsäure hat eine positive Wirkung auf Hauterkrankungen und hormonelles Ungleichgewicht. Anwendungsgebiete: Wechselbeschwerden, Neurodermitis, Schuppenflechte, PMS-Syndrom, Allergien, Arteriosklerose, Arthritis, zu hoher Blutdruck, Rheuma, zu hohe Cholesterinwerte, Nervenerkrankungen, Thrombosen. Es ist ein wertvolles Nahrungsergänzungsmittel.

Wissenschaftler haben herausgefunden, dass Nachtkerzenöl Tumorzellen abtöten kann (Brustkrebs). Durch eine Nachtkerzenöldiät wurde Hautkrebs vollkommen gehemmt.

Niembaumöl

Das Öl wird aus den stark fetthaltigen Kernen des Baumes durch Kaltpressung unter starkem Druck gewonnen. Das dunkelfarbige Öl riecht allerdings wegen seiner Schwefelverbindungen etwas unangenehm. Bei einer Temperatur unter 20 Grad wird es fest. Anwen-

Der Niembaum ist in Indien, Afrika, Mittel- und Zentralamerika zuhause und gehört zu den Neulingen in der Naturheilszene.

Im Sommer konnte ich einen der ältesten Bäume der Welt besichtigen. Er steht auf der Insel Brijuni und ist 1600 Jahre alt. Vor 10 Jahren schlug ein Blitz in den Baum ein und hat ihn aufgespalten, sagte mir die Fremdenführerin. Der Baum lebt immer noch. Das ist erstaunlich, was für eine Widerstandskraft so ein Baum besitzt. Es wurde mir auch gesagt, dass aus 7 kg Oliven nur 1 l Öl gewonnen werden kann.

dung: Niembaumöl darf nur äußerlich angewendet werden. Bei Ekzemen, Hämorriden, Rheuma, Depressionen, Entzündungen, Fußpilz, Haarausfall, Schuppen, Blasenentzündung, zu hohem Blutdruck, Schmerzen.

Olivenöl

Olivenöl ist grün und hat einen intensiven, fast möchte ich sagen einen fruchtigen Geschmack. Das Hauptanbaugebiet für Oliven ist der Mittelmeerraum. Der Ölbaum ist eine der ältesten Kulturpflanzen der Erde. Olivenöl sollte zum täglichen Speiseplan gehören, denn es besitzt einen hohen Gehalt an ungesättigten Fettsäuren und einen hohen Anteil des Zellschutzvitamins E. In den südlichen Ländern wird das Öl auch »flüssiges Gold« genannt. Nicht zu Unrecht, denn das Öl kann innerlich sowie äußerlich als Heilmittel angewendet werden. Es dient der Vorbeugung von Herz- und Kreislaufproblemen, Olivenöl bewirkt auch eine Senkung des Blutzuckerspiegels. Für trockene und schuppige Haut ist es hervorragend geeignet, denn es wirkt hautpflegend und regenerierend. Bei Bandscheibenbeschwerden, Rücken- und Muskelschmerzen verwende ich ein Massageöl mit Olivenöl, Kürbiskernöl und ätherischen Ölen. Damit konnte ich schon gute Erfolge erreichen. Es ist immer wieder faszinierend, wie viel Heilkraft pflanzliche Öle besitzen. Zum Beispiel schützen die Inhaltsstoffe des Olivenöls das Haar vor schädlichen Umwelteinflüssen. Es ist auch ein gutes Basisöl für Mazerate und wohlriechende Essenzen.
Bitte achten Sie beim Kauf auf Qualität. Es gibt auch verschiedene Sorten von Ölen: natives Öl extra (dieses Öl ist naturrein, kalt gepresst, mit einwandfreiem Geschmack), natives Öl (übersteigt der Säuregehalt die 1-%-Marke, kann das betreffende Öl nur noch unter der Bezeichnung natives Olivenöl in den Handel kommen), raffiniertes Öl (um dieses Öl genießbar zu machen, muss es durch ein aufwändiges Verfahren gereinigt, sprich raffiniert werden), normales Olivenöl (ist mit raffiniertem Öl gemischt). Olivenöl ist ein fettes Öl, das heißt es zieht sehr langsam in die Haut ein.

Sanddornöl

Sanddornöl wird aus dem Samen der Sanddornbeere gewonnen. Das Öl hat ein intensives Orange und den Geschmack würde ich als fruchtig bezeichnen. Ich nehme dieses Öl für alternde bzw. reife, trockene, rissige, irritierte Haut. Sanddornöl sollte man nur sparsam verwenden, da es eine sehr kräftige Farbe hat. Ich mische es meistens mit anderen Ölen. Auch nach einem Sonnenbrand konnte ich mich schon von der guten Wirkung des Sanddornöls überzeugen. Wenn Sie Ihrer Haut etwas Gutes tun wollen, dann empfehle ich einmal im Monat eine Gesichtsmaske mit Sanddornöl. Sanddornöl verwende ich auch gerne für getönte Kremen, es kann äußerlich und innerlich angewendet werden.

Sanddornöl hat einen hohen Gehalt an ungesättigten Fettsäuren, enthält Vitamin E, Carotinoide, Betacarotin. Das erklärt auch die regenerierende Wirkung. Es wirkt auch sehr gut in der Strahlentherapie bei der Krebsbehandlung.

Sesamöl

Sesamöl kann innerlich und äußerlich angewendet werden und ist ein blassgelbes Öl mit nussigem Geschmack. Anbaugebiete sind China, Venezuela, Indien. Es wird durch Kaltpressung aus den Samen gewonnen. Bei zu kalten Temperaturen wird es dicklich.

Sesamöl weist einen hohen Gehalt an essenziellen Fettsäuren auf. Enthält viel Protein, Phosphor, Lezithin und Vitamine. Das Öl hat einen natürlichen UV-Schutz und kann deshalb als Sonnenöl verwendet werden. Sesamöl blockiert etwa 30 % der UV-Strahlen der Sonne. Es ist ein guter Träger für Penicillin, dieses wirkt dann besser und man braucht weniger davon. Das Öl eignet sich bei allen nässenden Hauterkrankungen. Sesamöl sorgt auch für die Entgiftung des Fettgewebes der Haut.

Auch Menschen, die mit Schwermetallen belastet sind, sollten zum Entschlacken Sesamöl verwenden.

Sojaöl

Sojaöl wird aus der Sojabohne durch Kaltpressung gewonnen. Anbaugebiete sind Amerika und Asien. Seine Farbe ist gelblich bis bräunlich und den Geschmack würde ich als neutral bezeichnen. Sojaöl ist reich an Lezithin, Mineralstoffen, Vitamin E und insbesondere auch Betacarotin. Zieht sehr schnell ein und schützt vor Feuchtigkeitsverlust.

Sojaöl reguliert den Fettstoffwechsel und senkt den Cholesterinspiegel.

Bemerkenswert ist der Gehalt an Pflanzenhormonen, einem Nahrungsfaktor, der vor Brustkrebs schützen kann. Mit Leinöl vermischt wirkt es verstärkt gegen Arteriosklerose.

Schwarzkümmelöl

Man sollte das Öl nur kurze Zeit verwenden, da auf Dauer eine gewisse Belastung der Leber entstehen kann.

Die Heimat des Schwarzkümmels ist Ägypten. Er bevorzugt warme Gebiete. Sein lateinischer Name ist Nigella sativa. Man sagt auch, dass ägyptischer Schwarzkümmel am besten für Heilzwecke geeignet ist. Der Schwarzkümmel muss unbedingt kalt gepresst werden, weil dabei alle wertvollen Inhaltsstoffe in ihrer Vielfalt erhalten bleiben. Das Öl hat Ähnlichkeit mit dem Sonnenblumenöl und eine ansehnliche Menge an ätherischen Ölen. Zur äußeren Anwendung bei Entzündungen, Schuppenflechte, Prellungen, Ekzemen, Neurodermitis, Akne, Gelenksschmerzen, Hämorriden, Hautproblemen, Grippe, Migräne, Pilzerkrankungen und Allergien. Das Öl stärkt die Schleimhaut des Darms, die für das Immunsystem wichtig ist.

Sonnenblumenöl

Sonnenblumenöl stärkt, regelmäßig genommen, das Immunsystem, da es die körpereigenen Abwehrzellen wieder in Schwung bringt.

Sonnenblumenöl ist goldgelb, hat ein leicht angenehmes Aroma und ist reich an Mineralstoffen und Vitaminen, vor allem Vitamin E. Das Öl ist für alle Hauttypen geeignet und zieht gut in die Haut ein. Durch seine unterstützende und heilende Wirkung von innen kann es Hautprobleme lindern. Anwendungsgebiete: Gelenkserkrankungen, Nierenprobleme, abwehrstärkend, Durchblutungsstörungen, zu hohe Cholesterinwerte; Sonnenblumenöl, mit Walnussöl und Leinöl gemischt, trägt dazu bei, Harnsäure; Milchsäure, Oxalate, Phosphate, Nitrite, Gallensäure aufzulösen.

Traubenkernöl

Das goldgelbe Traubenkernöl wird durch kalte Pressung aus Traubenkernen gewonnen. Es schmeckt süß und ist reich an ungesättigten Fettsäuren. Als Speiseöl wird es gerne verwendet, da es besonders dünnflüssig ist. Ich verwende Traubenkernöl speziell bei alternder, reifer Haut.

Walnussöl

Walnussöl wirkt bei Störungen der Hautflora, reguliert den Blutzuckerspiegel und desinfiziert den Darm. Es reinigt die Lymphe und ist ein Tonikum fürs Gehirn. Stärkt das Immunsystem, bringt den Hormonhaushalt in Schwung, wird auch in Sonnenschutzölen verwendet.

Weizenkeimöl

Weizenkeimöl ist ein goldgelbes, dickflüssiges Öl, das stark nach Weizen duftet. Dieses Öl wird aus frischen Keimlingen durch erste leichte und schonende Pressung gewonnen. Es besitzt einen hohen Anteil an Vitamin E, B, F, D und Lezithin. Weizenkeimöl ist ein Jungbrunnen für die Haut. Es zieht sehr rasch in die Haut ein, wirkt zellerneuernd und ist hilfreich bei Schwäche und Ermüdungserscheinungen, Durchblutungsstörungen, Herzproblemen, Narbenbildung, unterstützt die Drüsenfunktionen und beugt frühzeitigen Alterungsprozessen vor. 1 TL Weizenkeimöl deckt den Tagesbedarf an Vitamin E. Weizenkeimöl regeneriert, unterbindet den Feuchtigkeitsverlust. Ich verwende es gerne bei reifer, trockener Haut.

Weizenkeimöl kann anderen Ölen hinzugefügt werden, um deren Haltbarkeit zu verlängern.

Heilkräuter

Ob die Haut zu trocken, zu fettig oder zu großporig ist: die Natur hat für alles eine Heilpflanze bereit. Bei innerlicher und äußerlicher Anwendung garantieren Heilpflanzen Gesundheit und Schönheit von Haut und Haar. Die Wirkstoffe helfen, das Bindegewebe zu festigen und die Durchblutung zu fördern.

Kräuter für großporige, fette, unreine Haut und Akne:
Alantwurzel, Kamille, Quitte, Spitzwegerich, Lindenblüten, Eibisch, Labkraut, Rosmarin, Thymian, Schachtelhalm, Huflattich, Pfefferminze, Salbei, Zinnkraut, Arnika, Ringelblume.

Kräuter gegen müde, trockene, schlaffe und empfindliche Haut:
Malve, Fenchelwurzel, Linde, Melisse, Rose, Weißdorn, Weizen, Johanniskraut, Lilienwurzel.

Heilkräuter sind erstklassige Pflegemittel bei allerlei Haut- und Haarproblemen.

Honig

Honig schmeckt nicht nur lecker, er ist bekanntermaßen auch sehr gesund. Schon der griechische Arzt Hippokrates empfahl Honig für die Schönheit.

Der Honig besteht aus verschiedenen Zuckerarten, vor allem aus Fruchtzucker, ferner aus Traubenzucker und etwas Rohrzucker. Honig enthält Phosphate, Kalk, Magnesium, Kupfer, Mangan, Kalium, Eisen, Vitamin B_2, B_6 und C. Im unverdünnten Zustand hat Honig lange Zeit eine bakterienhemmende Wirkung. Diese große Menge an wertvollsten Inhaltsstoffen verleiht dem Honig besondere Wirkung für Gesundheit und Wohlbefinden. Nicht nur für die Ernährung, sondern auch für die äußere Schönheitspflege ist reiner Bienenhonig von Bedeutung. Unverfälschter, reiner Bienenhonig muss, wenn er nicht erwärmt wurde, bandartig vom Löffel fließen, sich immer schmäler legen und schließlich lange, dünne Fäden ziehen. Honigsorten, die hauptsächlich von einer bestimmten Blütenart gewonnen werden, zeichnen sich durch einen speziellen Geschmack und eigene Wirkung aus.

Verschiedene Honigarten

Fruchthonig
- hat einen milden Geschmack und ist vor allem für Menschen geeignet, die an Mineralstoffmangel leiden.

Rapshonig
- ist ein milder, stark reinigender Honig. Er kann verwendet werden, um Schmutz aus infizierten Wunden herauszuziehen.

Heidekrauthonig
- ist ein Gelee, weder fest noch flüssig. Diese Honigsorte hat einen ausgeprägten Geschmack und eignet sich besonders für kraftlose Menschen.

Lindenblütenhonig
- ist eine Wohltat für kreativ tätige Menschen und hilft auch jenen, die Probleme mit dem Nervensystem haben.

Buchweizenhonig
- hat einen charakteristischen Geruch und eine besondere Farbe. Er reinigt und aktiviert den Stoffwechsel sowie die Verdauung.

Kleehonig
- hat kremige Konsistenz und einen milden Geschmack. Durch seine stärkende Wirkung ist er besonders hilfreich bei Krankheiten.

Akazienhonig
- ist sehr dünnflüssig und besonders mild im Aroma. Er reguliert die Darmfunktion und ist wegen seines milden Geschmacks für Kinder sehr gut geeignet.

- Lavendelhonig wirkt beruhigend und ist gut für die Harnwege.
- Eichenhonig ist ein besonders würziger, dunkler Honig.
- Eukalyptushonig ist sehr würzig im Geschmack und wirkt antiseptisch, besonders für die Atemwege.
- Orangenblütenhonig hat einen ausgewogenen, angenehmen Geschmack, ist nervenberuhigend und krampflösend.
- Thymianhonig wirkt schleimlösend und antiseptisch. Er wird daher vor allem bei Grippe und sonstigen Erkältungskrankheiten eingesetzt.
- Sonnenblumenhonig ist besonders für Menschen mit Herz- und Gefäßproblemen geeignet.
- Rosmarinhonig hat einen sehr angenehmen Geschmack und stimuliert die Leber.

Lavendelhonig
Eichenhonig
Eukalyptushonig
Orangenblütenhonig
Thymianhonig
Sonnenblumenhonig
Rosmarinhonig

Bienenwachs Propolis Gelée royale Blütenpollen

Bienenwachs ist ein weiterer Grundstoff der Naturkosmetik und wird durch Einschmelzen der entleerten Bienenwaben gewonnen. Nach der Reinigung ist Bienenwachs gelb bis bräunlich.

Propolis ist eine kittähnliche Substanz an den Eingängen der Bienenstöcke. Dadurch wird verhindert, dass Feuchtigkeit, Zugluft oder Krankheitserreger in den Stock eindringen können. Die Bienen sammeln Propolis von den verschiedenen Bäumen, Knospen und Rinden. Propolis hat einen hohen Anteil an Harzen, Wachsen und Ölen sowie unlöslichen Bestandteilen. Erst in den letzten Jahren wurde Propolis für die Gesundheit und in der Kosmetik entdeckt. Propolis enthält Vitamine, Mineralien und sehr viele Spurenelemente, Harze und Balsame, Wachse und ätherische Öle. Für die Kosmetik ist die entzündungshemmende und desinfizierende Wirkung der Propolis von großer Bedeutung.

Eine chemische Analyse ergab eine große Anzahl von chemisch interessanten Stoffen mit den verschiedensten Heilwirkungen.

Gelée royale, von Imkern auch Weichselfuttersaft genannt, ist neben Honig und Pollen ein weiteres Bienenprodukt. Es ist ein weißliches, gallertartiges Produkt, das die Arbeitsbienen zwischen dem fünften und vierzehnten Tag ihres Lebens aus ihren Schlunddrüsen absondern. Diese speichelartige Substanz könnte man mit der Muttermilch vergleichen. Gelée royale enthält nämlich alles, was eine junge Bienenlarve braucht. Es weist die gleichen Inhaltsstoffe auf wie die Blütenpollen. Es enthält Wasser, Fette, Vitamine, Mineralstoffe und Spurenelemente. Blütenpollen sind pulverartige Substanzen, die in den Staubbeuteln von blühenden Pflanzen gebildet werden. Die Pollen sind im Grunde genommen das männliche Geschlechtselement der Pflanzenblüte. Ihre biologische Funktion ist die Befruchtung der Pflanzen. Blütenpollen enthalten Magnesium, Kupfer, Kalzium, Eisen, Mangan, Chlor, Phosphor, Silizium, Schwefel, Vitamin B_1, B_2, B_6, B_{12}, C, A, D, E, K.

Konsistenzgeber – Trägersubstanzen

Lanolin

- auch Wollfett genannt, wird aus dem Fett der Schafwolle gewonnen. Es eignet sich besonders für die Behandlung trockener, rissiger Haut, rauher Hände und Ellbogen, wunde Brustwarzen, zerklüfteter Fußhaut. Vor allem im Winter bei strenger Kälte, scharfem Wind und intensiver Sonneneinwirkung im Hochgebirge schützt es die Haut. Da Lanolin leicht ranzig wird, empfehle ich die Aufbewahrung im Kühlschrank. In Kremen und Lotionen wird es vielfach als Emulgator verwendet.

Kakaobutter

- ist gelb, bröselig, fühlt sich talgartig an und wird als Nebenerzeugnis bei der Herstellung des Kakaos gewonnen. Kakaobutter enthält Ameisensäure, dadurch wird sie schwer ranzig. In Verbindung mit Lanolin wird Kakaobutter leichter von der Haut aufgenommen.

Sheabutter

- kommt aus Zentralafrika. Diese Kostbarkeit hat eine feuchtigkeitsbindende, heilende Eigenschaft und macht die Haut zart und geschmeidig. Durch ihren positiven Effekt kann sie das Gewebe der Lederhaut vor frühzeitiger Hautalterung schützen.

Ätherische Öle

Bei der Wasserdampfdestillation wird Wasser erhitzt, bis Dampf entsteht. Sobald dieser einen bestimmten Druck erreicht, wird er in einen großen zylindrischen Bottich eingeleitet, in dem sich die Pflanzenteile befinden. Der Dampf entzieht den Pflanzen die Duftstoffe und verbindet sich mit ihnen. Danach wird er in ein Rohrsystem mit einer Kühlschlange geleitet und abgekühlt. Durch Kondensation entsteht ein Gemisch aus Wasser und ätherischem Öl. Danach erfolgt die Trennung von Wasser und ätherischem Öl mithilfe der Florentinerflasche. Dabei wird das auf dem Wasser schwimmende Öl abgeschöpft.
Einige Pflanzen eignen sich nicht zur Destillation, weil sie zu hitzeempfindlich sind oder der Ertrag zu gering ist. Sie werden deshalb mithilfe von Lösungsmitteln gewonnen (Hexan, Alkohol oder Metanol), dies nennt man Extraktion. Die Pflanzen werden mit dem Lösungsmittel übergossen, erst danach erfolgt die Trennung durch schonende Destillation.
Bei der Mazeration wird Schweineschmalz als Duftträger verwendet. In einem Behälter wird Schweineschmalz geschmolzen und mit Blüten verrührt. Gute drei Stunden lässt man die Blüten im Schmalz ziehen, dann entfernt man sie und ersetzt sie wieder durch frische. Der Vorgang wird zehn- bis zwölfmal wiederholt, bis das Schmalz mit dem Blütenduft gesättigt ist. Um die Essenz aus der Pomade zu extrahieren, gibt man Alkohol hinzu. Diesen Ansatz lässt man vier bis fünf Wochen stehen.
Bei der Efleurage werden Glasplatten mit einer zwei Zentimeter dicken Schicht aus reinem Schweineschmalz versehen. Auf die Schmalzschicht werden Duftträger, z. B. Blüten, gestreut und drei bis vier Tage darauf belassen. Nach dieser Zeit werden die Blüten entfernt und durch neue ersetzt. Auf diese Weise fährt man etwa einen Monat fort, die Blüten auf dem Schmalz werden also acht- bis zehnmal neu aufgebracht. Danach wird das Schmalz in Alkohol aufgelöst und zwei Wochen stehen gelassen.

Ätherische Öle sind flüchtige Substanzen und ein Produkt des Pflanzenstoffwechsels. Sie werden im Zellkern der Pflanzen gebildet und in Blüten, Blättern, Früchten, Wurzeln oder Holz gespeichert. Ätherische Öle werden durch Destillation, Mazeration, Extraktion und Efleurage gewonnen.

Nur reine und natürliche Öle können heilende Wirkung im und am menschlichen Körper auslösen.

Die Qualität muss stimmen!

»Falsche« Öle sind unwirksam.

Vorsicht beim innerlichen Gebrauch!

Die Qualität eines ätherischen Öls ist sehr wichtig. Es ist meine Überzeugung, dass nur natürliche Produkte in der Körperpflege und zur Heilung der Haut angewendet werden sollen. Leider finden sich in manchen Geschäften neben naturreinen auch gestreckte, synthetische oder falsche Öle. Gestreckte Öle sind meist mit Olivenöl gemischt, synthetische Öle werden im Labor kreiert und haben noch nie eine Pflanze gesehen. Die falschen Öle sind aus Mischungen ähnlich duftender Essenzen entstanden. Es gibt auch noch Parfümöle, für die das Gleiche gilt; auch sie sollten nicht in der Naturkosmetik oder Aromatherapie angewendet werden.

Ätherische Öle zum innerlichen Gebrauch, also zum Einnehmen, sollten vom Arzt oder Heilpraktiker verordnet sein. Der Grund ist die Dosierung. Manche ätherischen Öle können bei zu hoher Konzentration Magen- und Darmschleimhaut schädigen oder narkotisch wirken.

Die für die Aromaküche verwendeten Würzessenzen wie Dill, Estragon, Fenchel, Majoran, Zitrone, Orange, Rosmarin, Lavendel, Zitronenthymian oder Zimt kann man gebrauchen.

Tipps für Aufbewahrung und Gebrauch

- Das Auftragen auf die Haut sollte nur verdünnt geschehen, da ätherische Öle teilweise stark hautreizend wirken.
- Ätherische Öle sollten nicht in die Nähe von offenem Feuer geraten, da sie leicht entflammbar sind.
- Essenzen müssen kühl und dunkel gelagert werden. Viele ätherische Öle halten dann fünf bis zehn Jahre, z. B. Holzöle, Blütenöle und Gewürzöle. Bei Zitrusölen beträgt die Haltbarkeit zwölf bis achtzehn Monate.
- Ist eine Essenz milchig und trüb, so ist sie zu alt. Da sie dann Hautreizungen hervorrufen kann, soll man das Öl nicht mehr verwenden.

Ätherische Öle haben große Tiefenwirkung. Die Essenzen gelangen über Sinnesorgane, Gehirn, Nervenzellen und Haut, die seit dem

Stadium der Keimzelle eng miteinander verbunden sind, in den Körper. Durch Massage werden ätherische Öle schnell in das Zellgewebe transportiert und gelangen so in den Blutkreislauf, der sie durch den ganzen Körper schickt. Sie können dann direkt auf die Organe und die Körperfunktionen einwirken. Die Haut kann über die Nervenzellen die kostbaren Stoffe zu den Organen transportieren. Dieser Vorgang bewirkt die Stärkung des Stoffwechsels und des Immunsystems.

Vorsicht bei Krankheiten!

- Epilepsiepatienten sollten bestimmte Öle nicht anwenden. Dazu zählen Basilikum, Fenchel, Kampfer, Salbei, Ysop, Zeder, Zypresse und Krause Minze.
- Bei Neigung zu Bluthochdruck sollte die Anwendung der ätherischen Öle von Rosmarin, Thymian, Ysop und Salbei vermieden werden.
- Wer sich in homöopathischer Behandlung befindet, kann zwar unterstützend ätherische Öle in der Duftlampe verwenden, doch auf die intensive äußerliche Anwendung sollte während der Behandlungsdauer verzichtet werden, da sie die Wirkung der homöopathischen Mittel beeinträchtigen kann. Dies gilt vor allem für Kampfer, Minze, Thymian und Kamille.
- In der Schwangerschaft sollten die folgenden Öle nicht verwendet werden: Anis, Basilikum, Angelikawurzel, Bay, Bohnenkraut, Cistrose, Fenchel, Estragon, Minze, Muskatellersalbei, Kampfer, Majoran, Myrre, Melisse, Rosmarin, Zeder, Thymian, Zimt, Gewürznelke, Ysop, Verbena, Petersilie, Origanum und Wacholder.
- Zu Organschäden führen durch ihre toxische Wirkung folgende ätherische Öle, allerdings nur bei innerlicher Einnahme: Anis, Basilikum, Kampfer, Muskat, Ysop, Pfeffer, Zimt, Salbei und Thymian.
- Einige ätherische Öle können an der Sonne eine Überempfindlichkeit der Haut verursachen. Diesen Effekt nennt man fototoxisch. Bei heller und besonders empfindlicher Haut sollte man auf diese Öle verzichten oder vier Stunden nach der Anwendung nicht in die

Durch das Erzielen einer verbesserten Durchblutung des Gewebes wird der Lymphabfluss gesteigert und die Entgiftung des Körpers von Schlacken angeregt.

Ätherische Öle sind nicht immer harmlos.

Bei Kindern sollte man sich nach dem Alter richten. Ich empfehle, allgemein niedrig zu dosieren. Gut geeignet sind Kamille, Rose, Lavendel.

Sonne gehen. Folgende Essenzen weisen diese Wirkung auf: Orange, Limette, Zitrone, Mandarine, Karottensamen, Johanniskraut, Angelikawurzel, Bitterorange, Kreuzkümmel.

Aromatherapie

Immer wieder suchen wir nach Wegen, wie wir uns ohne synthetische Präparate gesund erhalten können.

Aromatherapie bedeutet: Behandlung durch Aroma und Duft. Sie ist eine Form der Heilkunst, die sich das natürliche Aroma der Pflanzen zu Nutze macht. Ätherische Öle haben den Vorteil, dass sie vollkommen natürlich sind. Während einer therapeutischen Behandlung wirken ätherische Öle auf vielfältige Weise auf den Körper ein. Zum Beispiel als Massageöl, Körperöl, Badeöl, in Kremen und Lotionen, in der Nahrung oder über die Duftlampe.

Anregende Öle

- bei niedrigem Blutdruck oder Antriebslosigkeit: Basilikum, Ingwer, Kardamom, Kiefernnadel, Pfefferminze, Rosmarin, schwarzer Pfeffer, Thymian

Entspannende Öle

- Atlas-Zeder, Bergamotte, Jasmin, Kamille, Lavendel, Majoran, Weihrauch, Muskatellersalbei, Neroli, Rose, Sandelholz, Ylang Ylang

Schleimlösende Öle

- Eukalyptus, Kiefernnadel, Myrte, Pfefferminze, Rosmarin, Spanischer Salbei, Thymian

Antiseptische Öle

- Basilikum, Bergamotte, Eukalyptus, Lavendel, Fenchel, Nelke, Rosmarin, Zitrone, Teebaum, Manuka, Angelikawurzel, Cajeput, Kanuka

Entgiftende Öle

- Fenchel, Grapefruit, Karottensamen, Mandarine, Orange, Thymian, Wacholder, Ysop, Zitrone, Zypresse

Entzündungshemmende Öle

- Bergamotte, Lavendel, Manuka, Kamille, Teebaum, Geranie, Weihrauch, Rose, Patschuli, Myrre, Benzoe

Entkrampfende Öle

- Fenchel, Ingwer, Jasmin, Kamille, Kardamom, Kiefernnadel, Lavendel, Majoran, Muskatnuss, Orange, Pfeffer, Rosmarin, Muskatellersalbei

Massage

Wenn Sie den Partner oder Freunde massieren wollen, sind keine speziellen Kenntnisse der Massagetechniken notwendig, aber Sie sollten sich an ein paar einfache Grundregeln halten. Wenn Sie eine Massage machen, sollten Sie sich vergegenwärtigen, dass alles, was Sie denken und fühlen, dem anderen mitgeteilt wird, und zwar durch die Berührung. Deshalb ist persönliche Entspannung vor jeder Massage Pflicht. Ich zum Beispiel entspanne mich am liebsten mit autogenem Training. Unter dem Motto „Innere Harmonie ist die Voraussetzung für äußere Harmonie" versuche ich, mit der Umwelt ins Gleichgewicht zu kommen.

Nach einem hektischen Tag oder wenn Sie sich nicht wohl fühlen, sollten Sie nicht massieren. Die schlechte Energie, das Unbehagen, würde an den Partner übergehen. Der zu Massierende muss gesund sein. Es ist wichtig, dass Masseur und Patient sich im Raum, wo die Behandlung stattfindet, wohl fühlen. Zu den bedeutendsten Bestandteilen zählen die Ruhe und die Berührung während einer Behandlung. Ich würde Ihnen empfehlen, nur das Notwendigste zu sprechen. Wie ich feststellen konnte, kommt es immer wieder vor, dass der Partner gerne reden möchte. Gehen Sie auf ihn ein. Es werden unerwartete Gefühle freigesetzt, die Sie nicht blockieren oder unterdrücken dürfen. Auch ist absolute Ehrlichkeit und Verschwiegenheit erforderlich.

Vorteile der Massage:
Entspannt, lindert Muskelschmerzen, beruhigt, löst Versteifungen und Verspannungen, verbessert die Atmung, verstärkt das Wohlbefinden, stimuliert Blutkreislauf und Immunsystem, verleiht der Haut strahlendes Aussehen, fördert die Verdauung und kann Spannungskopfschmerzen auflösen. Bei emotionalen Problemen wie Unruhe und Trauer kann es eine deutliche Verbesserung geben.

Massage ist eine Therapieform, die seit Jahrtausenden angewendet wird. Jede Massage bedeutet einen Austausch der Energien. Durch das Lösen von Verspannungen werden Energien frei, die dann wieder uneingeschränkt fließen. Es ist eine interessante Tatsache, dass die Lösung der Verspannungen einen natürlichen Kommunikationsfluss verursacht. Aus meiner persönlichen Praxis kann ich berichten, dass Menschen nach einer Massage, auch wenn sie völlig ausgelaugt waren, neue Energien sammelten.

Massagetechniken

Die westliche Massage arbeitet mit Gleit-, Knet-, Streich- und Klopftechniken.

Die westliche Massage dient hauptsächlich der Muskulatur und dem Bindegewebe, um zu lockern und die Durchblutung zu fördern. Bei Beschwerden wie Kopf- oder Hauterkrankungen, Verdauungsstörungen usw. ist diese Methode der Massage nicht geeignet. Da würde ich Ihnen die ganzheitliche Massage vorschlagen. Unter ganzheitlich versteht man die Einheit zwischen Körper, Geist und Seele. Ich bezeichne sie als sanftes Verfahren, denn sowohl bei Akupressur, Aromamassage, Ayurweda, Reiki als auch bei der Reflexzonenmassage geht es darum, Blockaden aufzulösen und die Energie frei fließen zu lassen.

Sehr wichtig ist das Einölen, denn trockene Haut lässt sich nicht gut massieren.

> Verwenden Sie das Öl sparsam. Geben Sie nur sehr wenig Öl auf die Handfläche und reiben Sie die Hände leicht aneinander. Bevor Sie anfangen, bedecken Sie den Körper erst mit einem Ölfilm. Stellen Sie das Öl, das Sie verwenden, in Reichweite auf.

Diese Art der Massage verwende ich häufig, wenn die Mitglieder meiner Familie oder Freunde einen anstrengenden Tag hatten oder »reif für die Insel« (ausgelaugt, leer, lustlos) sind.

Streichtechnik (geht nur zu zweit):

Der Partner sollte bequem am Bauch liegen. Bevor Sie mit der Massage beginnen, rollen Sie ein Handtuch zusammen und gießen heißes Wasser hinein. Mit dieser Rolle wird der Körper mit sanften, drückenden Bewegungen aufgewärmt. Das Öl wird anschließend am Rücken aufgetragen und mit vorsichtigen streichenden Bewegungen langsam verteilt. Nun legen Sie Ihre Hände nebeneinander und gleiten mit sanften rhythmischen Bewegungen über den Körper. Durch diese Streichtechnik wird die Entspannung gefördert und die Durchblutung verbessert. Als Massageöl verwende ich eine Ölmischung aus Johanniskrautöl, Jojobaöl oder Aprikosenkernöl, die mit hochwertigen ätherischen Ölen wie Lavendel, Geranie, Sandelholz oder Lemongras, Lavendel und Teebaum vermengt wird.

Gleitmassage:
Bei dieser Massage können Sie sich problemlos selbst massieren, indem Sie beide Hände, die in entgegengesetzte Richtungen zeigen, mit einem starken Druck über die Beine gleiten lassen. Dazu verwende ich auch ein geeignetes Öl, das aus Mandel- und Jojobaöl besteht und angereichert ist mit dem ätherischen Öl von Wiesenkönigin, Rosmarin, Spearmint oder Lavendel, Speiklavendel.
Sie können auch ein Mazerat aus Kräutern wie Rosmarin, Salbei, Lavendel verwenden und es mit den ätherischen Ölen wie Lavendel, Zitrone und Pfefferminze oder Pfefferminze, Rosmarin, Grapefruit anreichern. Sie werden sehen: eine Wohltat für Ihre Füße.

Diese Art von Massage bevorzuge ich speziell, wenn ich den ganzen Tag am Asphalt gegangen bin.

Knettechnik:
Zuerst wird der Körper aufgewärmt und mit langsamen streichenden Bewegungen gelockert. Dann werden beide Hände auf die Muskeln aufgelegt. Anschließend wird der Muskel nach unten gedrückt, angehoben, gerollt und umfasst. Diese Technik wird meistens in den Bereichen Schulter, Rücken und Gliedmaßen eingesetzt. Als Massageöl empfehle ich Ihnen ein Basisöl mit Macadamianussöl und Jojobaöl. Als Abrundung des Öls sollten Sie Majoran, Lavendel, Geranie oder Jasmin, Rose, Bergamotte oder Lavendel, Zitrone verwenden.

Bei dieser Art der Massage würde ich Ihnen zu einem professionellen Masseur raten.

Klatschtechnik:
Wölben Sie die Hände, sodass sie nach unten weisen. Der Körper wird so sanft abgeklopft. Als Massageöl empfehle ich Ihnen ein Basisöl mit schwarzem Sesamöl und den hochwertigen ätherischen Ölen von Bergamotteminze, Spearmint, Zitrone.

Eine Möglichkeit für die Gesichtsmassage.

Vorschläge für den Alltag:
Für Senioren, die aus irgendeinem Grund nicht mehr am Rücken massiert werden können, empfehle ich eine Hand- oder Fußmassage, da sich an den Händen und Füßen sehr viele Reflexzonenpunkte befinden. Das passende Massageöl besteht aus 100 ml Johanniskrautöl, 15 Tropfen Lavendel fein und 10 Tropfen Orange.

Diese Art der Massage schenkt alten Menschen größeres Wohlbefinden und löst Verspannungen.

Wenn das Immunsystem gut funktioniert, ist das die beste Garantie für anhaltende Gesundheit. Eine Art, das Immunsystem zu stärken, ist die Aromaölmassage.

Wer genügend Zeit hat, kann seine Abwehrkräfte gleich nach dem Aufstehen stärken. Nach einer warmen Dusche wird die Massageölmischung in den Händen verteilt und damit der Bauch so lange massiert, bis das ganze Öl von der Haut aufgesogen ist. Das restliche Öl wird auf Brust, Nacken und Schultern aufgetragen und einmassiert. Man nimmt dafür eine Mischung aus 100 ml Schwarzkümmelöl, 5 Tropfen Teebaumöl, 10 Tropfen Manuka und 2 Tropfen Eukalyptus oder 100 ml Johanniskrautöl mit 10 Tropfen Teebaum, 5 Tropfen Manuka und 5 Tropfen Cajeput.

Akne

Bei Akne das Öl auf die betroffenen Stellen auftragen und mit kreisenden, streichenden und klopfenden Bewegungen einmassieren. Diese Massage wird mit den Fingerspitzen ausgeführt. Das Massageöl besteht aus Dreierleiöl, Ringelblume, Lavendel, Kamille, 5 Tropfen Weihrauch arabisch und je 10 Tropfen Teebaum und Manuka. Mit dieser Mischung konnte ich schon gute Erfolge erzielen.

Allergie

Bei einer Allergie wird mit langsamen, streichenden Bewegungen das Öl auf der Haut verteilt (Brust, Hals, Schultern). Nach der Massage soll man einige Minuten ruhen. Eine Mischung aus 50 ml Schwarzkümmelöl, 30 ml Nachtkerzenöl, 20 ml Jojobaöl und 10 bis 20 Tropfen Weihrauch indisch tut gut.

Gelenksbeschwerden

Bei Knochen- und Gelenksbeschwerden wird das Öl durch streichende Bewegungen in die Haut einmassiert. Das Massageöl besteht aus den Basisölen Schwarzkümmel, Niembaum und Kiefer, schwarzer Pfeffer, Ingwer oder Eukalyptus, Rosmarin oder Kardamom.

Erkältungen

Bei Erkältungen und Schnupfen werden Brustbereich und Hals mit kreisenden Bewegungen massiert. Dann werden die Nackenmuskeln von unten nach oben mit kräftigen Strichen massiert. Stirn und Schläfen werden mit streichenden und kreisenden Bewegungen massiert. Das Massageöl besteht aus Avocadoöl mit Rosmarin, Teebaum, Manuka oder Cajeput, Pfefferminze, Ingwer oder Bergamotte, Thymian, Lavendel.

Halsschmerzen

Bei Halsschmerzen streichen Sie sanft vom Kinn aus abwärts zum Brustbein. Massageölmischungen sind schwarzes Sesamöl oder Schwarzkümmelöl mit Geranie und Myrre oder Teebaum und Manuka oder Thymian, Eukalyptus und Salbei.

Hexenschuss

Bei Hexenschuss und Ischias verwendet man schwarzes Sesamöl, Schwarzkümmelöl oder Niembaumöl mit Ingwer und Cajeput.

Sexuelle Probleme

Bei Impotenz und sexuellen Problemen massieren Sie vor allem im Bereich Bauchnabel, Schambein und der Leistengegend das Öl mit kreisenden Bewegungen ein. Falls noch Öl vorhanden ist, wird der untere Rücken bis zum Gesäß auch mit Auf-und-ab-Bewegungen massiert.

Herstellung von Massageölen

Auf 100 ml Basisöl, das ist immer ein pflanzliches Öl, sollten 10 bis 25 Tropfen ätherische Öle verwendet werden. Die Sorten suchen Sie nach Ihrem persönlichen Gefühl aus.

Belebende Öle:

Pflanzliche Öle: Mischungen oder einzeln verwenden; Jojobaöl, Mandelöl, Macadamianussöl.

Ätherische Öle (Mischungen):

Litsea, Kiefer und Cajeput
Lavendel, Wacholder und Eukalyptus
Wacholder, Grapefruit und Rosmarin
Lemongras, Minze und Zeder
Zitrone, Litsea und Limette

Entspannende Öle:

Pflanzliche Öle: Mischungen oder einzeln verwenden; Johanniskrautöl, Aprikosenkernöl, Traubenkernöl.

Ätherische Öle (Mischungen):

Mimose, Geranie und Orange
Jasmin, Geranie und Honig
Vanille, Rose, Geranie und Sandelholz
Mandarine, Vanille und Orange
Geranie, Rose und Rosenholz
Grapefruit, Mandarine und Zitrone

Weitere Rezepte finden Sie im Rezeptteil.

Ätherische Öle von A bis Z

Agarholz *Aquilaria agallocha*
Herkunft Indien, Burma, Laos, Vietnam, Kambodscha
Duftprofil holzig, würzig, balsamisch
harmoniert mit Sandelholz, Zeder, Geranie, Rose

Verwendung: Badezusatz, Duftlampe
Der Duft des Holzes wirkt regulierend und entspannend auf den Organismus. Zudem beruhigt es das Nervensystem und die Sinnesorgane. Es wird meist bei Entspannungsübungen und Meditationen eingesetzt.

Akazienblüte *Acacia farnesiana*
Herkunft Frankreich
Duftprofil strahlend, süß, blumig
harmoniert mit Bergamotte, Ylang Ylang, Sandelholz

Verwendung: Duftlampe, Bäder, Naturkosmetik
Wird auch Cassie genannt, nicht zu verwechseln mit Cassia, dem chinesischen Zimt.

Algenessenz *Laminaria digitata*
Herkunft Frankreich
Duftprofil eigenwillig, würzig
harmoniert mit Zitrone, Vetiver, Rosmarin

Verwendung: Badeöle, Duftlampen

Amyris *Amyris balsamifera*
Herkunft Westindische Inseln
Duftprofil warm, holzig
harmoniert mit Lavendel, Blütenölen, Sandelholz, Litsea, Zeder, Benzoe Siam

Verwendung: Duftlampe, Körper- und Massageöl, Bäder
Amyris ist ausgleichend, inspirierend.

Angelika *Angelica archangelica*
Herkunft Kroatien, Ungarn, Frankreich
Duftprofil erdig, würzig, bitter aromatisch, krautig
harmoniert mit Bergamotte, Grapefruit, Muskatellersalbei, Limette, Wacholderbeere, Teebaum, Lemongras, Fenchel, Myrte

Verwendung: Duftlampe, Riechöl, Massageöl, Badeöl, Inhalationen
Angelikawurzel oder Engelwurz spielte bereits im Mittelalter eine wichtige Rolle in der Heilkunde. Angelika ist ein traditioneller Bestandteil vieler Kräuterliköre. Die Inhaltsstoffe der Angelikawurzel wirken positiv auf Magen und Darm. Sie ist antiseptisch, antibakteriell, pilztötend und eignet sich zur Behandlung von Infektionen, Hautpilz und Wunden. Aufgrund ihrer mild-schleimlösenden und schmerzlindernden Wirkung empfiehlt sie sich bei Erkältungen, Rheuma, Muskelkater und Nervenschmerzen. Angelikawurzel wirkt kräftigend, aufbauend, macht Mut bei Angst und seelischer Instabilität, stärkt das Durchhaltevermögen.

Anis *Pimpinella anisum*
Herkunft Indien, Mittelmeerraum, Russland
Duftprofil leicht, hell, spitz
harmoniert mit Zimt, Neroli, Melisse, Römische Kamille, Bergamotte

Verwendung: Massageöl, Duftlampe
Anis ist ein beliebtes Küchengewürz, das Backwaren noch bekömmlicher macht und Bestandteil vieler Kräuterliköre ist. Die Industrie verwendet das Öl zur Herstellung von Zahnpasten und Mundwässern. Anis stärkt die Magenfunktionen und löst Krämpfe, hilft aber auch bei Koliken, Asthma, Husten, Migräne und entspannt bei Nervosität. Wegen seines hohen Kumarinanteils wird Anisöl in der Aromatherapie selten verwendet; hohe Dosen sind giftig, deshalb Dosierungsvorschriften einhalten.

Atlaszedernholz *Cedrus atlantica*
Herkunft Marokko
Duftprofil holzig-warm, leicht, herb
harmoniert mit Rose, Jasmin, Bergamotte, Zirbelkiefer, Wacholder

Verwendung: Massageöl, Haut- und Haarpflege, Badeöl, Duftlampe, Mottenmittel
Es ist ein hautpflegendes, antiseptisches, adstringierendes, entwässerndes, beruhigendes Öl. Wirkt stärkend auf Blase und Nieren und ist schleimlösend bei Atemwegsinfektionen. Ist auch sehr gut bei stressbedingten Leiden. Vertreibt Insekten. In den ersten Schwangerschaftsmonaten sollte man das Öl meiden.

Basilikum *Ocimum basilicum*
Herkunft Frankreich, Italien, Ägypten
Duftprofil frisch, krautig, süß, grün, würzig
harmoniert mit Bergamotte, Melisse, Geranie, Zitrone, Lemongras, Orange, Rose, Litsea, Zypresse, Wacholder, Linaloeholz

Verwendung: Badezusatz, Massageöl, Duftlampe, Insektenmittel, Herrenparfüm
Basilikum hat eine jahrtausendealte Verwendung als Gewürzkraut. Es ist ein wirksames Nerventonikum, das auf den gesamten Organismus stimulierend wirkt. Auf körperlicher Ebene wirkt Basilikumöl tonisierend, antiseptisch, hautklärend und erhöht die Spannkraft und Geschmeidigkeit der Haut. Das Öl ist auch gut bei Depressionen und bei geistiger Erschöpfung.

Bay *Pimenta racemosa*
Herkunft Westindische Inseln, Venezuela
Duftprofil würzig, nelkenartig, männlich-herb
harmoniert mit Zitrone, Benzoe, Orange, Ingwer, Zimt, Zeder

Verwendung: Haarpflege, Duftlampe, Badeöl, Herrenparfüm
Um die Jahrhundertwende wurde Bay gerne als Haarpflegemittel verwendet, geriet dann aber in Vergessenheit. Bei Erkrankungen der Atemwege wirkt Bayöl befreiend, aber auch antiseptisch. Es besänftigt innere Unruhe und Nervosität.

Benzoe Siam *Styrax tonkinensis*
Herkunft Thailand, Vietnam, Laos, Sumatra, Kambodscha
Duftprofil weich, sinnlich, vanilleartig, stark haftend, süß
harmoniert mit Jasmin, Rose, Magnolienblüte, Vetiver, Geranie, Frangipani

Verwendung: Duftlampen, Körper- und Massageöl, Parfüm
Benzoeöl kann man bei Halsentzündungen, Husten, Bronchitis und Asthma anwenden. Es hat entzündungshemmende, schleimlösende, antiseptische und krampflösende Wirkung. Es fördert den Schlaf. Anwendungen sind auch bei Schnittwunden, Ekzemen, eiternden Wunden und bei Depressionen hilfreich.

Bergamotte *Citrus bergamia*
Herkunft Kalifornien, Spanien, Italien, Südafrika
Duftprofil frisch, lebhaft, fruchtig, süß
harmoniert mit Neroli, Geranie, Kamille, Koriander, Ylang Ylang, Rose, Zeder, Lavendel, Schafgarbe, Jasmin, Kiefer, Wacholder, Limette

Verwendung: Duftlampe, Badeöl, Sauna, Haar- und Rasierwasser, Naturparfüms, Körper- und Massageöl
Bergamotte ist ein Universalöl, da es bei allen Hauttypen und vielen Funktionsstörungen angewendet werden kann. Es wirkt beruhigend auf das zentrale Nervensystem. Viele Entzündungen, ob in Mund, Hals, Blase oder in der Scheide, lassen sich hervorragend behandeln. Weitere Anwendungsgebiete sind Fieber, Appetitmangel, Magersucht, Blähungen, Darmkoliken, Darmparasiten, Abszesse und Akne.

Bergamotte-minze *Mentha citrata*
Herkunft Frankreich
Duftprofil zart, fruchtig, süßlich-sanft, minzig
harmoniert mit Lavendel, Litsea, Limette, Speiklavendel, Rosmarin, Verbena

Verwendung: Inhalationen, Duftlampe, Sauna, Badeöl
Bergamotteminze ist ein seltenes Öl. Es ist der Bestandteil des Chartreuse, des berühmten Kräuterlikörs der Kartäusermönche. Die Minze wirkt stimulierend auf das Nervensystem, ist magenwirksam, verdauungsfördernd, antiseptisch und hilft bei Magenschmerzen, Übelkeit und Menstruationsbeschwerden. Sie lindert Kopfschmerzen.

Bitterorange *Citrus aurantium*
Herkunft Spanien, Italien, Frankreich, Kalifornien, Südamerika
Duftprofil spritzig, frisch, fruchtig
harmoniert mit allen Düften

Verwendung: Duftlampe, Körperöl, Badeöl
Das Öl wirkt ausgleichend und stimmungsaufhellend bei Stress und Anspannung. Neben zahlreichen Vitaminen enthält Bitterorange auch wertvolle Mineralstoffe. Anwendung bei Herzklopfen, chronischem Durchfall und Schlafstörungen.

Blutorange *Citrus sinensis*
Herkunft Italien, Westindien
Duftprofil süß, fruchtig, warm, frisch
harmoniert mit allen Düften

Verwendung: Duftlampe, Massage- und Körperöl, Badeöl
Vermittelt Energie und Lebensfreude und wirkt stimmungsaufhellend bis ausgleichend. Das Öl kann als desinfizierende Substanz, z. B. bei Zahnfleischentzündungen, verwendet werden.

Brennnessel *Urtica dioica*
Herkunft Europa
Duftprofil leichter grüner Blattduft
harmoniert mit Lavendel, Rosmarin, Salbei, Wacholder, Wiesenkönigin

Verwendung: Kräuterbäder, Entschlackungskuren bei Rheuma, Nierenerkrankungen und Ekzemen, Naturkosmetik

---

Cajeput *Melaleuca leucadendra*
Herkunft Indien
Duftprofil starkes Aroma, frisch, krautig, eukalyptusartig
harmoniert mit Rosmarin, Kampfer, Riesentanne, Douglasie, Niaouli, Zitrone, Eukalyptus, Palmarosa, Lavendel, Zypresse, Zeder, Kiefer

Verwendung: Duftlampe, Einreibung, Wickel, Inhalationen, Badezusatz
Cajeputöl gilt als stärkstes keimtötendes Mittel pflanzlichen Ursprungs und ähnelt dem Teebaumöl. Es ist besonders hilfreich bei Atemwegserkrankungen, grippalen Infekten, Kehlkopfentzündungen, Infektionen der Harnwege und des Darms. Für Frauen mit Wechselbeschwerden ist die östrogenähnliche Wirkung bedeutsam.

Cistrose *Cistus ladaniferus*
Herkunft Spanien, Portugal, Frankreich
Duftprofil würzig, voll, aromatisch, warm, sinnlich
harmoniert mit Zitrone, Orange, Mandarine, Lavendel, Neroli, Rose, Melisse, Weihrauch, Myrre, Patschuli, Immortelle, Eichenmoos

Verwendung: Gesichtswasser, Hautöl, Umschläge, Duftlampe, Massageöl, Naturkosmetik
Früher wurde das Öl als Räucherware zur inneren Sammlung und Meditation verwendet. Zur Hautpflege wirkt es wie Balsam bei problematischer und empfindlicher Haut. Klassische Anwendungsgebiete: Hauterkrankungen wie Ekzeme, Schuppenflechte und schlecht heilende Wunden. Das Öl wirkt antiseptisch, entkrampfend, anregend und lymphentstauend und hat sich deshalb auch bei einer sanften Behandlung von Blasenentzündungen bewährt.

Citronellagras *Cymbopogon nardus*
Herkunft Nepal, Sri Lanka
Duftprofil zitronig, frisch, herb
harmoniert mit Melisse, Eisenkraut, Zeder, allen Zitrus- und Nadeldüften

Verwendung: Duftlampe, Körperöl, Badeöl, Sauna
Wird hauptsächlich zur Aromatisierung von Dusch- und Waschräumen als Reinigungs- und Desinfektionsmittel verwendet und hat belebende Wirkung. Auch als Insektenmittel ist es sehr wirksam.

Clementine *Citrus rediculata clementinus*
Herkunft Südeuropa, Nordafrika
Duftprofil fruchtig, süß
harmoniert mit Honig, Vanille, allen Zitrusölen, Zimt

Verwendung: Duftlampe, Badeöl

Dill *Anethum graveolens*
Herkunft Südeuropa
Duftprofil würzig, süß, intensiv, frisch
harmoniert mit Anis, Fenchel, Koriander, Kamille, Lavendel, Pfeffer

Verwendung: Duftlampe, Bad, Aromaküche
Dill ist heute vorwiegend ein Küchenkraut. Hildegard von Bingen schätzte das Kraut zur Unterdrückung sinnlicher Triebe. Die Gladiatoren verwendeten das Öl vor den Kämpfen. Besondere Wirkungen des Dills: anregend, blähungsmindernd, blutdrucksenkend, keimtötend, krampflösend, magenstärkend, menstruationsfördernd, milchbildend und verdauungsfördernd.

Douglasfichte *Pseudotsuga douglasii/ menziesii*
Herkunft Kanada, Frankreich, Nordamerika
Duftprofil waldig, frisch, klar
harmoniert mit Latschenkiefer, Zitrusölen, Myrte, Cajeput, Niaouli

Verwendung: Sauna, Duftlampe, Parfüm
Douglasiaöl wirkt stimmungsanregend, straffend, aufrichtend und konzentrationsfördernd.

Eichenmoos *Everina prunastri*
Herkunft Kroatien, Frankreich, Marokko
Duftprofil erdig, rauchig, moosig, weich.
harmoniert mit Zeder, Vetiver, Douglasie, Patschuli, Zitrusölen

Verwendung: Duftlampe, Rasierwässer, Körperöle, Parfüms

Eisenkraut *Lippia citriadora*
Herkunft Frankreich
Duftprofil frisch, zitronenartig, süß
harmoniert mit Minze, Neroli, Lemongras, Palmarosa, allen Zitrusölen

Verwendung: Massageöl, Bäder, Duftlampe, Naturparfüms
Eisenkraut ist anregend, inspirierend, erfrischend und konzentrationsfördernd. Bei Kopfschmerzen und Rheuma bringt Eisenkraut in Form von Umschlägen Linderung.

Elemi *Canarium luzonikum*
Herkunft Philippinen
Duftprofil erdig, würzig, hell, harzig, frisch
harmoniert mit Blütenölen, Sandelholz, Weihrauch, Myrre

Verwendung in Duftlampe, Körperöl, Bäder
Elemi ist der »Balsam der Götter« und war Bestandteil der ägyptischen Balsamierungsingredienzien und Räucherzeremonien. Elemi hat antiseptische, wundheilende und antidepressive Eigenschaften.

Estragon *Artemisia dracunculus*
Herkunft Europa
Duftprofil frisch, krautig, würzig
harmoniert mit Limette, Rosmarin, Zitrone

Verwendung: Badezusatz, Aromaküche, Duftlampe
Seit dem Mittelalter ist Estragon eine bedeutende Heilpflanze und aus der französischen Küche nicht wegzudenken. Seine krampflösende Wirkung macht den Estragon zur Heilpflanze. Estragon stärkt den Magen, fördert die Verdauung, regt die Blutzirkulation an und gibt Kraft. Die Anwendung hat sich bei Rheuma bewährt.

Eukalyptus *Eucalyptus globulus*
Herkunft Portugal, Australien, Mittelmeerraum
Duftprofil frisch, scharf, kampferartig
harmoniert mit Myrte, Cajeput, Niaouli, Kiefer, Rosmarin, Thymian, Zitrone, Pfefferminze, Lemongras

Verwendung: Bad, Duftlampe, Sauna, Inhalationen, Massageöl
Das Öl ist allgemein bekannt für seine stark antiseptischen und heilenden Eigenschaften bei Infektionen der Atemwege, Husten, Heiserkeit, Bronchitis, einfachen Erkältungen, Schuppen, Arthritis, Fieber, Rheuma, Muskelschmerzen und kreislaufbedingten Kopfschmerzen.

Fenchel *Foeniculum vulgare*
Herkunft Europa
Duftprofil mild, süß, würzig
harmoniert mit Anis, Koriander, Lavendel, Geranie, Kümmel, Minze, Melisse, Rose

Verwendung: Massageöl, Bad, Duftlampe, Wickel
Das Öl entzieht dem Körper Wasser, regt als Zusatz in Massageölen die örtliche Durchblutung an und enthält östrogenartige Phytohormone. Es wirkt magenstärkend, krampflösend, blähungswidrig, milchbildend, schleimlösend, antibakteriell, entschlackend und entgiftend. Prämenstruelle Beschwerden werden mithilfe des Fenchelöls gelindert aufgrund der östrogenähnlichen Wirkung. Auch in der Hautpflege ist Fenchelöl von großer Bedeutung, vor allem bei alternder, trokkener, empfindlicher Haut und Falten. Fenchelöl wirkt entspannend und ist ein gutes Nerventonikum. Fenchelwasser beruhigt als Augenbad bei Augenentzündungen.

Fichtennadel *Abies sibirica*
Fichtennadel, sibirisch *Picea obovata*
Herkunft Europa, Russland
Duftprofil würzig-frisch, waldig
harmoniert mit Sandelholz, Jasmin, Ylang Ylang, Zitrusölen, Zeder, Zirbelkiefer, Benzoe Siam, Myrte, Douglasfichte

Verwendung: Inhalationen, Badezusatz, Duftlampe, Massageöl
Fichtennadelöl wirkt bei rheumatischen Beschwerden, Gicht, Durchblutungsstörungen, Stress, Nervosität, Erschöpfung, Grippe und Erkältungen. Es ist straffend, kräftigend und lässt uns wieder durchatmen.

Frangipani *Blumeria acutifolia*
Herkunft Indien
Duftprofil exotisch, blumig, süß
harmoniert mit Jasmin, Rose, Zitrusölen, Rosenholz

Verwendung: Massageöl, Bäder, Bodylotionen, Duftlampe
Frangipani ist ein sehr seltenes Blütenöl, es ist eine Rarität unter den ätherischen Ölen. In Asien benützt man Frangipani als Opfergabe. Da es ausgleichend, inspirierend, sinnlich und stimmungshebend wirkt, benütze ich es sehr gerne.

Galbanum *Ferula gummosa*
Herkunft Iran
Duftprofil scharf, holzig, erdig, krautig
harmoniert mit allen Blütenölen, Kamille, Fenchel, Sandelholz, Hoblatt

Verwendung: Duftlampe, Kompressen, Massageöl, Bäder, Parfüms
Galbanum ist ein ausgleichendes Öl und löst seelische Verhärtung. Die Wirkung ist antiseptisch, blähungsmindernd, blutdrucksenkend, entzündungshemmend, harntreibend, krampflösend, schleimlösend und schmerzlindernd und wird bei Akne, Abszessen, Falten, reifer Haut, Rheuma, Muskelschmerzen, Husten und Schnupfen genützt.

Gartennelke *Dianthus caryophyllus*
Herkunft Ägypten
Duftprofil blumig, würzig, leicht sinnlich
harmoniert mit Mimose, Rosenholz, Rose, Tuberose

Verwendung: Massageöl, Duftlampe, Bäder, Bodylotionen
Die Nelkenblüte ist eine inspirierende, stärkende, sinnliche Pflanze, die aus Parfümkompositionen nicht wegzudenken ist.

Geranie *Pelargonium graveolens*
Herkunft Marokko, Ägypten, Madagaskar
Duftprofil süß, blumig-frisch, warm
harmoniert mit Rose, Basilikum und allen Zitrusölen

Verwendung: Duftlampe, Körper- und Massageöl, Badeöl
Das Öl hat eine adstringierende, anregende, entzündungshemmende, harntreibende und wundheilende Wirkung. Es wird gerne zur Hautpflege bei Akne, Dermatitis, Ekzemen und geplatzten Äderchen verwendet. Gegen Hämorriden, Prellungen, Zellulitis, Halsschmerzen, Nervosität, PMS-Syndrom hat sich das Öl ebenfalls bewährt. Da Geranie die Regeneration der Hautzellen unterstützt und heilend wirkt, eignet sie sich gut zur Narbenbehandlung.

Gewürznelke *Eugenia caryophyllata*
Herkunft Malaysia, Philippinen, Indonesien
Duftprofil würzig, erdig, warm, kraftvoll

Verwendung: Duftlampe, Massageöle, Badeöle
Das dünnflüssige Öl wird in vielen schmerzstillenden Arzneimitteln verwendet, es ist antirheumatisch, antiseptisch, antiviral, antibiotisch, krampflösend und magenstärkend. Wird in der Hautpflege bei Akne, Fußpilz, Geschwüren, Prellungen, Verbrennungen, Zahnschmerzen, Arthri-

harmoniert mit Anis, Fenchel, Basilikum, Benzoe, Eukalyptus, Honig, Zimt, Mandarine, Orange, Ingwer

tis, Rheuma, Verstauchungen, Erkältungen, Grippe, Warzen und als Insektenschutz angewendet, allerdings sparsam, da es Hautreizungen verursachen kann.

Ginster *Spartium junceum*
Herkunft Frankreich, Marokko, Nordafrika
Duftprofil blumig, honigartig, süßlich
harmoniert mit allen Düften

Verwendung: Duftlampe, Badezusatz, Massageöl, Bodylotionen, Duftkompositionen als Basis
Die sonnengelben Blüten bringen Sonne ins Herz, lindern seelische Verletzungen, Schmerz, Trauer und tief sitzende Ängste. Sie wirken ausgleichend, inspirierend und stärken das Selbstvertrauen. Da Ginster intensiv wirkt, soll er sehr sparsam dosiert werden.

Grapefruit *Citrus paradisi*
Herkunft Israel
Duftprofil frisch, hell, herb, fruchtig
harmoniert mit Benzoe Siam, Honig, Douglasfichte, Minze, Tanne, Ylang Ylang

Verwendung: Duftlampe, Bäder, Körper- und Massageöl, Sauna, Aromaküche
Grapefruit wirkt adstringierend und anregend auf Verdauung und Lymphe. Sie hat antibakterielle, entgiftende, antiseptische, harntreibende und durchblutungsfördernde Eigenschaften. In der Hautpflege wird Grapefruit bei Akne, verstopften Poren, fettiger Haut und Zellulitis angewendet. Zur Auflockerung und Erwärmung der Muskeln und Gelenke, für die Aktivierung des Immunsystems bei Erkältungen, Grippe und bei Lampenfieber oder nervöser Ermüdung leistet das Öl gute Dienste. Es stärkt die Lebenslust und bringt gute Laune und Selbstvertrauen.

Heuessenz, Bergwiesenheu *Graminis flos*
Herkunft Europa
Duftprofil krautig, fein
harmoniert mit Salbei, Ginster, Rosmarin, Lavendel

Verwendung: Körperöl, Badezusatz, Duftlampe
Dieses Öl verwende ich gerne als anregenden und zugleich ausgleichenden Badezusatz. Es bringt den Sommer ins Haus und hilft an trüben Tagen, die Winterdepressionen zu vertreiben.

Himalajatanne *Abies spectabilis*
Herkunft Nepal
Duftprofil harzig, würzig, waldig
harmoniert mit Eukalyptus, Minze, Zitrusdüften, Myrte, Cajeput, Niaouli, Latschenkiefer

Verwendung: Duftlampe, Sauna
Das Öl vermittelt Stärke, Kraft und Energie und ist konzentrationsfördernd. Ich verwende es gerne in Duftlampen als Luftreiniger in Büros und Arbeitsräumen.

Hoblatt *Cinnamomum camphora*
Herkunft China
Duftprofil rosig, holzig, süß-würzig
harmoniert mit Lavendel, Orange, Limette, Jasmin, Sandelholz, Zitrus- und Blütenölen

Verwendung: Duftlampe, Bad-, Körper- und Massageöl
Die Blätter des Shiubaumes enthalten antibakterielle Substanzen. Hoessenz stärkt das Bindegewebe und bewirkt Entspannung und Beruhigung.

Honig *Mel*
Herkunft ganze Welt, Vorkommen überall in Bienenwachswaben
Duftprofil süßlich, warm
harmoniert mit Vanille, Mandarine, Orange, Clementine, Zimt, Nelke, Rose, Narzisse, Lavendel

Verwendung: Duftlampe, Massageöl, Körperöl, Badeöl, Kinderduft
Ein ausgleichender Duft, er vermittelt Wärme und Geborgenheit. Mel besänftigt empfindliche, entzündliche Haut, zugleich beruhigt und entspannt es die Nerven. Bei einer Allergie gegen Propolis soll Honigessenz nicht benutzt werden.

Immortelle *Helichrysum angustifolium*
Herkunft Mittelmeerraum
Duftprofil würzig, herb, süß, schwer
harmoniert mit Zypresse, Cistrose, Lavendel, Zitronella, Melisse, Verbena, Bergamotte, Kamille

Verwendung: Massageöl, Bad, Duftlampe
Immortelle ist entzündungshemmend, antiviral, gewebestraffend, entgiftend, schleimlösend und entspannend. Das Öl hilft, nach innen zu schauen und Ruhe zu finden, muss aber sparsam dosiert werden, da die stark wirkende Essenz sonst die Stimmung zu sehr dämpft.

Indian Lime *Citrus medica*
Herkunft El Salvador
Duftprofil frisch, fruchtig
harmoniert mit Zitrusölen, Gewürzölen, Koniferenölen

Verwendung: Duftlampe, Kremen, Lotionen, Maske, Sauna, Parfüm, Körper- und Massageöl, Badeöl
Das Öl ist konzentrationsfördernd und für gestresste und lustlose Menschen in grauen, trüben Wintermonaten ein natürlicher Stimmungsaufheller.

Ingwer *Zingiber officinale*
Herkunft Asien, Indien
Duftprofil holzig, stark, würzig, feurig
harmoniert mit Nelke, Zitrusölen, Sandelholz, Zimt, Limette, Kardamom, Blutorange, Koriander, Rose, Zeder, Weihrauch, Rosenholz, Neroli, Vetiver, Patschuli

Verwendung: Duftlampe, Bad, Massageöl, Aromaküche, Naturparfüm
Im Mittelalter war Ingwer Prophylaxe gegen Skorbut und Pest. Die Ingwerknolle ist ein Klassiker in der asiatischen Küche und gibt den Speisen fruchtige Schärfe. Ingwer regt den Appetit an, stärkt den Magen und fördert die Verdauung. Das Öl wirkt anregend auf das gesamte Nervensystem. Es ist empfehlenswert bei Arthritis, Erkältungen, Husten, Muskelschmerzen, schlechter Durchblutung, Verstauchungen, Zerrungen, Grippe und Fieber.

Iriswurzel *Iris pallida, Iris germanica, florentina*
Herkunft Italien, Marokko, Russland, Südfrankreich
Duftprofil mild, süß, veilchenartig, blumig
harmoniert mit allen Blütenölen, Sandelholz, Lavendel

Verwendung: Duftlampe, Massageöl, Körperöl, Badeöl, Deodorant, Zahnpflegemittel, Parfüm
Irisöl kann schleimlösend, blutreinigend und diuretisch wirken. Es hilft, seelische Wunden leichter zu ertragen und innere Blockaden aufzulösen. Irisöl wird die »Botin des Himmels« genannt, es symbolisiert seelische und spirituelle Energie. Darüber hinaus regt dieses Öl die schöpferischen Kräfte an und verstärkt Inspiration und Liebesfähigkeit. Der Duft ist wunderbar.

Jasmin *Jasminum grandiflorum officinale*
Herkunft Marokko, Ägypten, Spanien, Algerien
Duftprofil sinnlich, betörend, blumig
harmoniert mit Zimt, Rose, Zitrusölen, Kardamom, Gewürzölen, Sandelholz, Magnolienblüte, Neroli, Rosenholz

Verwendung: Badeöl, Parfüm, Duftlampe, Massageöl, Körperlotionen
Ein exquisites Parfümöl, das sowohl als Hautpflegemittel als auch zur Behandlung körperlicher Beschwerden angewendet werden kann. Die leichte, beschwingende Wirkung des Jasminöls wird bei fettiger, alternder, empfindlicher Haut gerne eingesetzt. Auch bei Muskelkrämpfen, Verstauchungen, Husten, Schnupfen, Niedergeschlagenheit und stressbedingten Beschwerden bleiben die Erfolge nicht aus. Die Wirkung ist entzündungshemmend, antiseptisch, beruhigend, krampflösend, schleimlösend, schmerzlindernd, wundheilend und wehenstärkend.

Johanniskraut *Hypericum perforatum*
Herkunft Mitteleuropa
Duftprofil krautig, heuartig, würzig
harmoniert mit Lavendel, Galbanum, Bergamotte, Muskatellersalbei

Verwendung: Einreibungen, Duftlampe, Badeöl, Körperöl
Johanniskrautöl ist Balsam für die Seele. Die Essenz wird bei depressiven Verstimmungen, Menstruations- und Wechselbeschwerden, Unruhe, Nervosität, Ängsten, Schlafstörungen, Migräne, Rheuma, Gicht, Hexenschuss, Prellungen und Quetschungen eingesetzt.

Kakaoextrakt *Theobroma cacao*
Herkunft China
Duftprofil warmer, vanilleartiger Kakaoduft
harmoniert mit Vanille, Mimose, Ginster, Rose, Nelkenknospen, Zimt

Verwendung: Duftlampe, Naturparfüm, Badeöl, Körperöl
Kakao ist ein Resorptionsmittel bei Darmstörungen und wirkt bei Blähungen und zur Wundbehandlung.
Die Gewinnung erfolgt durch Extraktion mit Trinkbranntwein.

Kamille, Echte *Madricaria chamomilla*
Herkunft ganz Europa
Duftprofil krautig, durchdringend, süß
harmoniert mit Schafgarbe, Lavendel, Rose

Verwendung: Duftlampe, Massageöl, Körperlotionen, Badeöl, Einreibungen, Kompressen
Die Echte Kamille ist aromatischer und wirksamer als alle mit ihr verwandten Kamillenarten. Die blaue Färbung des Inhaltsstoffes Azulen entsteht bei der Destillation. Kamillenöl ist entzündungshemmend, krampflösend, entspannend, besänftigend, gut bei Schuppenflechte, Neurodermitis, Sonnenbrand, Menstruationsproblemen und Kopfschmerzen.

Kamille, Römische *Anthemis nobilis*
Herkunft Europa
Duftprofil krautig, würzig, fein blumig, süß, frisch
harmoniert mit Bergamotte, Myrte, Rose, Neroli, Muskatellersalbei

Verwendung: Bäder, Duftlampe, Körperöl, Inhalationen, Kompressen
Kamillenöl ist für die Haut ein ideales Allergie-, Infektions- und Schmerzmittel. Die Essenz wirkt besänftigend, ausgleichend und ist gut bei Schorf auf der Kopfhaut, Magenverstimmung, Menstruationsbeschwerden, Muskelschmerzen und Rheuma.

Kampfer *Cinnamomum camphora*
Herkunft Japan, China
Duftprofil klar, frisch, streng
harmoniert mit Koniferenölen, Rosmarin, Salbei, Myrte

Verwendung: Duftlampe, Massageöl, Badeöl, Sauna
Durch seine erfrischende, klärende und anregende Eigenschaft kann Kampferöl bei rheumatischen Schmerzen, Muskelverspannungen und bei Verstauchungen eingesetzt werden. Darüber hinaus wirkt das Öl antiseptisch, entzündungshemmend und krampflösend.

Kardamom *Elettaria cardamomum*
Herkunft Costa Rica, Vorderindien
Duftprofil exotisch, frisch, holzig, balsamisch
harmoniert mit Zitrusölen, Fenchel, Weihrauch, Koriander, Gewürzölen

Verwendung: Duftlampe, Bade- und Körperöl, Naturparfüms
Kardamom ist aus der indischen, arabischen und asiatischen Küche nicht wegzudenken. Das Öl hat anregende, antiseptische, blähungsmindernde, harntreibende und krampflösende Wirkung. Kardamom fördert die Durchblutung im Kopf und hilft bei Spannungskopfschmerz, ist aber auch bei geistiger Erschöpfung und nervöser Anspannung hilfreich.

Karottensamen *Daucus carota*
Herkunft Europa
Duftprofil erdig, schwer, waldig

Verwendung: Duftlampe, Badeöl, Massageöl, Gesichtsmasken, After-sun-Öl, Kremen
Das Öl des Karottensamens enthält vor allem das bekannte Carotin und eignet sich besonders zur Hautpflege für alternde, trockene Haut sowie bei

harmoniert mit Lavendel, Geranie, Rose, Zeder, Fenchel, Zitrus- und Gewürzölen

Ausschlägen, Dermatitis, Ekzemen und Schuppenflechte. Es regt die Zellerneuerung an, wirkt tonisierend und ist blutbildend, harntreibend, leberstärkend, muskelentspannend und menstruationsfördernd. Es hilft dem Kreislauf, Muskeln und Gelenken, bei Arthritis, Gicht und Rheuma.

Kiefernnadel *Pinus sylvestris*
Herkunft Frankreich
Duftprofil frisch, harzig, kampferartig
harmoniert mit Cajeput, Myrte, Eukalyptus, Niaouli, Zitrusölen, Zeder, Salbei, Rosmarin, Teebaum, Lavendel, Wacholder, Majoran

Verwendung: Duftlampe, Badeöl, Sauna, Inhalationen
Kiefernnadelöl wirkt anregend, antibakteriell, antiseptisch, antiviral, blutdruckhebend und harntreibend. Es kann bei Arthritis, Gicht, Muskelschmerzen, Neuralgien, Rheuma, schlechter Durchblutung, Grippe, Husten, Schnupfen und stressbedingten Beschwerden eingesetzt werden.

Koriander *Coriandrum sativum*
Herkunft Frankreich, Russland, Marokko, Ägypten, China, Japan
Duftprofil erfrischend, würzig, warm
harmoniert mit Zitrusölen, Anis, Jasmin, Fenchel, Rose, Kreuzkümmel

Verwendung: Aromaküche, Badeöl, Körper- und Massageöl, Duftlampe
Koriander ist ein traditionelles Brot- und Lebkuchengewürz. Das Öl wirkt erwärmend, schmerzstillend, antibakteriell, antirheumatisch, appetitanregend, blähungsmindernd, entgiftend, krampflösend und pilztötend. Es wird bei Arthritis, Gicht, Muskelschmerzen, Rheuma, Hämorriden, Erkältungen, Grippe, Migräne und Erschöpfung eingesetzt.

Lariciokiefer *Pinus laricio*
Herkunft Frankreich
Duftprofil frisch, klar, harzig
harmoniert mit Eukalyptus, Cajeput, Niaouli, Zitrusölen, Myrte

Verwendung: Sauna, Bäder, Inhalationen, Duftlampe
Das Öl ist konzentrationsfördernd und klärend und wird deshalb besonders in Büro- und Arbeitsräumen als Luftreiniger verwendet.

Latschenkiefer *Pinus mugo*
Herkunft Österreich
Duftprofil waldig, frisch, klar
harmoniert mit Lavendel, Cajeput, Niaouli, Zitrusölen

Verwendung: Einreibungen, Badeöl, Duftlampe, Inhalationen, Sauna, Massageöl
Latschenkieferöl wirkt antiseptisch und schleimlösend und hilft bei Erkältungen, Rheuma, Gicht und Durchblutungsstörungen. Es gibt Energie und Stärke bei mangeldem Selbstvertrauen und seelischer Erschöpfung. Der frische Duft der Latschenkiefer befreit die Atemwege wohltuend.

Lavandin *Lavandula hybrida*
Herkunft Italien, Frankreich
Duftprofil frisch, krautig, blumig
harmoniert mit Bergamotte, Orange, Zitrone, Geranie, Rosmarin, Kiefer, Rose, Wiesenkönigin, Muskatellersalbei, Neroli

Verwendung: Duftlampe, Bäder, Fußpflege, Körperpflege, Mottenmittel usw.
Lavandin ist eine Kreuzung zwischen Speiklavendel und Lavendel extra. Aus 70 bis 100 kg Lavandin erhält man 1 kg Öl. Die Essenz hat eine besonders stark keimtötende Wirkung. Darum wird sie gerne zum Reinigen der Raumluft verwendet. Lavandin vertreibt Schädlinge.

Lavendel extra *Lavandula angustifolia*
Herkunft Frankreich, Italien
Duftprofil frisch, blumig, klar
harmoniert mit fast allen ätherischen Ölen

Verwendung: Duftlampe, Badeöl, Körperöl, Massageöl, Masken, Kompressen, Shampoos
Seine antibakterielle, antirheumatische, beruhigende, entgiftende, harntreibende, kräftigende und schmerzlindernde Wirkung macht den Lavendel zu einer wertvollen Heilpflanze. Auf der Haut wirkt Lavendel entzündungshemmend, regenerationsfördernd und verringert die Narbenbildung. Er leistet bei der Wundbehandlung und zur Hautpflege bei Abszessen, Akne, Dermatitis, Ekzemen, Entzündungen, Fußpilz und Schuppenflechte gute Dienste. Weitere Anwendungsgebiete sind Hexenschuss, Rheuma, Verstauchungen, Zerrungen, Migräne, Kopfschmerzen, Erkältungen, Scheidenpilz, Halsentzündungen, Stress, Panikattacken, Herzbeklemmungen, Erschöpfungen, Schlaflosigkeit und Depressionen.

Lavendel spica, Speiklavendel *Lavandula latifolia*
Herkunft Frankreich, Spanien, Portugal
Duftprofil kampferartig, frisch, krautig
harmoniert mit Muskatellersalbei, Zitrone, Rosmarin, Litsea

Verwendung: Duftlampe, Massageöl, Bäder, Fußbäder, Mundwasser
Speiklavendel wirkt schleimlösend, antiseptisch, schmerzlindernd und hat sich bewährt bei Erkältungskrankheiten. In der Duftlampe reinigt er die Raumluft.

Lemongras *Cymbopogon flexuosus*
Herkunft Indien, China, Südamerika
Duftprofil frisch, kühl, zitrusartig
harmoniert mit Eukalyptus, Geranie, Limette, Latschenkiefer, Myrte, Lavendel

Verwendung: Insektenmittel, Duftlampe, Badeöl, Massageöl
Lemongrasöl stimuliert, entgiftet den Körper und strafft das Bindegewebe. Es ist antiseptisch und hilft gegen Fußpilz. Durch seine konzentrationsfördernde und anregende Wirkung regt es die Tatkraft an und fördert und verstärkt die Ausdauer, was besonders bei geistiger Arbeit zum Tragen kommt.

Limette *Citrus aurantiifolia/medica*
Herkunft Mexiko
Duftprofil intensiv, spritzig, frisch
harmoniert mit allen Ölen

Verwendung: Duftlampe, Bade- und Körperöl, Massageöl, Sauna, Parfüms, Rasierwasser
In der Wirkung ist Limette antibakteriell, antirheumatisch, antiseptisch, stärkend und fiebersenkend. Zur Hautpflege wird sie bei Akne, fettiger Haut, Pickeln, brüchigen Nägeln und Warzen eingesetzt. Sie unterstützt Muskeln und Gelenke bei Arthritis, wirkt aber auch bei hohem Blutdruck, Rheuma und Zellulitis. Häufig bewährt sich das Öl bei Erkältungen, Grippe und Fieber. Der Duft wirkt ermunternd, aufhellend und erfrischend, besonders auf lustlose und müde Menschen, denen es an Kreativität fehlt.

Linaloeholz *Bursera delphechiana*
Herkunft Mexiko, Brasilien
Duftprofil holzig, warm, süßlich, rosenholzartig
harmoniert mit Lavendel, Rosengeranie, Zimtblättern, Rose

Verwendung: Duftlampe, Bade- und Körperöl, Massageöl, Sauna, Parfüms, Rasierwasser
Linaloeholzöl wirkt entspannend, ausgleichend und ist besonders gut bei gereizter Haut wegen seiner stärkenden, regenerierenden Eigenschaften.

Litsea cubeba *Litsea cubeba*
Herkunft China, Indochina
Duftprofil frisch, fruchtig, zitronenartig
harmoniert mit allen Blüten- und Zitrusölen

Verwendung: Duftlampe, Badeöl, Sauna
Litsea hat antiseptische, pilztötende und luftreinigende Wirkung. Durch die anregenden, konzentrationsfördernden Inhaltsstoffe weckt Litsea das Bedürfnis nach Veränderungen im seelischen und geistigen Bereich.

Lorbeer *Laurus nobilis*
Herkunft Mittelmeerraum
Duftprofil würzig, warm, kraftvoll
harmoniert mit Limette, Zeder, Litsea, Zitrone, Grapefruit

Verwendung: Badeöl, Massageöl, Duftlampe, Shampoo, Insektenschutz
Das Öl wirkt antiseptisch, magenstärkend und verdauungsfördernd. Weitere Anwendungsbereiche sind Schuppen, Haarausfall, Muskelschmerzen, Rheuma und Verstauchungen.

Magnolienblätter *Michelia alba*
Herkunft China
Duftprofil fein, fruchtig, hell, lieblich
harmoniert mit Petitgrain, Hoblatt, Zitrusölen, Blütenölen, Frangipani

Verwendung: Duftlampe, Parfüm, Badeöl, Körperöl
Das Öl ist stimmungsaufhellend, ausgleichend, euphorisierend, beruhigt Nerven und Herz, entspannt und regt zu kreativen Tätigkeiten an.

Magnolienblüte *Michelia champaca*
Herkunft China
Duftprofil frisch, blumig, würzig
harmoniert mit Elemi, Gartennelke, Rose, Sandelholz, Jasmin

Verwendung: Duftlampe, Parfüm, Badeöl, Körperöl
Das Öl ist stimmungsaufhellend, ausgleichend, euphorisierend, beruhigt Nerven und Herz, entspannt und regt zu kreativen Tätigkeiten an.

Mairose *Rosa centifolia*
Herkunft Marokko
Duftprofil fein, blumige Honignote
harmoniert mit Jasmin, Koriander, Sandelholz, Lavendel, Patschuli, Zeder

Verwendung: Duftlampe, Parfüm, Bäder, Massage- und Körperöl
Das Öl wirkt stimmungsaufhellend und ausgleichend. Es vertreibt Sorgen und löst Verspannungen.

Majoran *Origanum majorana*
Herkunft Europa
Duftprofil würzig, krautig
harmoniert mit Bergamotte, Lavendel, Zeder, Kamille, Muskatellersalbei

Verwendung: Aromaküche, Duftlampe, Massage- und Körperöl, Badeöl, Sportöl
Als Küchengewürz ist Majoran unentbehrlich. Das Öl hat abführende, antibakterielle, beruhigende, entgiftende, harntreibende, nervenstärkende, schleimlösende und schmerzlindernde Wirkung. Es kann bei Arthritis, Hexenschuss, Muskelschmerzen, Rheuma, Erkältungen, Kopfschmerzen, hohem Blutdruck, PMS und Migräne eingesetzt werden.

Mandarine *Citrus reticulata*
Herkunft Italien
Duftprofil fruchtig, frisch, spritzig, süß
harmoniert mit Benzoe Siam, Honig, Kakao, Patschuli, Sandelholz, Vanille, Zimt, Zitrusölen

Verwendung: Duftlampe, Kremen, Lotionen, Badezusätze, Massageöl, Aromaküche
Das Öl wirkt entspannend, ausgleichend, stimulierend, seelisch aufbauend, antiseptisch, harntreibend und krampflösend. Ich verwende es bei Akne, Pickeln und fetter Haut.

Mandarinenholz *Cinnamomum sintok*
Herkunft Indonesien
Duftprofil fruchtig, holzig
harmoniert mit Sandelholz, Orange, Honig, Gewürznelke, Zimt

Verwendung: Duftlampe, Parfüm, Massageöl, Badezusatz, Körperöl

---

Manuka *Leptospermum scoparium*
Herkunft Neuseeland
Duftprofil erdig, würzig

Verwendung: Duftlampe, Körperöl, Fußbad, Massageöl, Badezusatz, Inhalationen
Manuka ist das traditionelle Heilmittel der Maoris. Manukaöl wirkt bei einer Vielzahl von Bakterien, Viren und Pilzen durch Stärkung des Immunsystems. Manuka und Teebaumöl zusammen ergeben ein pflanzliches Antibiotikum. Das Öl kann

harmoniert mit Ylang Ylang, Rose, Geranie, Zitrusölen

bei Hautproblemen wie Akne, Ekzemen, Juckreiz, Schuppenflechte sowie bei Zahnfleischentzündungen und rheumatischen Beschwerden eingesetzt werden.

Melisse *Melissa officinalis*
Herkunft Europa
Duftprofil frisch, zitronenartig
harmoniert mit Lavendel, Rose, Neroli, Kamille, Myrte, Geranie

Verwendung: Duftlampe, Kompressen, Bäder, Massageöl, Gesichtsöl
Zitronenmelisse hat ausgleichende, stärkende, fiebersenkende, krampflösende und antibakterielle Wirkung. Sie wird bei Magenverstimmung, Migräne, Schwindel, hohem Blutdruck, Husten und Menstruationsbeschwerden eingesetzt.

Mimose *Acacia deccurrens*
Herkunft Frankreich
Duftprofil weich, blumig, süß
harmoniert mit Rosenholz, Honig, Neroli, Geranie, Sandelholz, Magnolienblüte

Verwendung: Duftlampe, Gesichts- und Körperöl, Badezusätze, Naturparfüm
Eine Blüte zum Verwöhnen. Sie wirkt ausgleichend und stimmungsaufhellend, besonders bei Menschen, die sich selbst als verletzlich empfinden, verschlossen sind und unter seelischer Anspannung leiden.

Moschuskörner *Hibiscus abelmoschus*
Herkunft Indien, Brasilien
Duftprofil erotisch, intensiv, schwer
harmoniert mit Benzoe, Vetiver, Rose, Honig

Verwendung: Parfüm, Badezusätze, Rasierwasser
Moschusöl wird aus den kleinen Samen einer Hibiskusart gewonnen und ist eine gute Alternative zu synthetischen Moschusdüften. Es ist der pflanzliche Ersatz für den Stoff aus den Drüsen des Moschushirschen, der in Asien beheimatet und vom Aussterben bedroht ist.

Muskatellersalbei *Salvia sclarea*
Herkunft Spanien, Russland, Frankreich, England, Italien
Duftprofil süß, krautig
harmoniert mit Bergamotte, Geranie, Jasmin, Sandelholz, Lavendel, Kiefer, Wacholder, Koriander, Zeder

Verwendung: Duftlampe, Massageöl, Körperöl, Badezusatz, Naturparfüm, Kompressen, Haarspülung
Das Öl hat adstringierende, antibakterielle, entzündungshemmende und wundheilende Wirkung. In der Hautpflege wird es bei Akne, Entzündungen, Falten, fetter Haut und Schuppen verwendet. Es hilft auch bei Migräne, Muskelschmerzen, stressbedingten Beschwerden und bei Depressionen. Nach einer Grippe ist das Öl aufbauend und tonisierend. Für den weiblichen Organismus ist es durch seinen östrogenhaltigen Inhalt unverzichtbar.

Muskatnuss *Myristica fragans*
Herkunft Indonesien, Südostasien
Duftprofil würzig, herb, aromatisch
harmoniert mit Ingwer, Zimt, Orange, Geranie, Zitrone, Petitgrain

Verwendung: Aromaküche, Herrenparfüms, Rasierwasser
Das Öl ist nicht für Kinder geeignet und soll nur sparsam dosiert werden. Es hat antirheumatische Wirkung bei Rheuma, Muskelschmerzen, Gicht und Arthritis. Insgesamt wirkt es auf den Körper anregend und ist daher hilfreich bei schlechter Durchblutung. In der richtigen Dosierung bringt Muskatnussöl Entspannung und Klarheit.

Myrre *Commiphora myrra*
Herkunft Somalia
Duftprofil exotisch, würzig
harmoniert mit Orange, Rose, Weihrauch, Tonka, Tolu, Styrax

Verwendung: Duftlampe, Badezusätze, Körperöl, Massageöl, Gurgellösungen
Weihrauch und Myrre sind die wichtigsten Räucherstoffe des Orients und bereits seit über 2000 Jahren bekannt. Das Öl wirkt pilztötend, entzündungshemmend, adstringierend, beruhigend und schleimlösend. Es wird in der Hautpflege bei Falten, Ekzemen, rissiger und rauher Haut verwendet. Auch bei Arthritis, Husten, Halsschmerzen, Schnupfen, Hämorriden und Scheidenpilz leistet das Öl gute Dienste.

Myrte *Myrtus communis*
Herkunft Mittelmeerraum
Duftprofil frisch, krautig
harmoniert mit Zitrone, Zirbelkiefer, Teebaum, Lavendel, Cajeput, Zypresse, Niaouli

Verwendung: Duftlampe, Gesichts- und Körperkremen, Lotionen, Inhalationen, Kompressen, Einreibungen
Myrtenöl hat adstringierende, antibakterielle, antiseptische, schleimlösende und reinigende Wirkung. Der frische, krautige Duft beruhigt und befreit die Atemwege. Als stärkender Vermittler in der Übergangszeit kann es innere Unausgewogenheit lösen und klären. Da es ein starkes Antiseptikum ist, empfiehlt es sich bei Grippe, Husten, Bronchitis, Ohrenentzündungen und zur allgemeinen Immunstärkung. Man sagt, dass Myrtenöl innere Weisheit verleiht.

Nanaminze *Mentha viridis (dulcis) var. nanah*
Herkunft Marokko
Duftprofil frisch, minzig
harmoniert mit Douglasfichte, Litsea, Tanne, Citronella

Verwendung: Sauna, Duftlampe, Fußbad
Nanaminze wirkt klärend, erfrischend, konzentrationsfördernd und anregend.

Narde *Nardostachys jatamansi*
Herkunft Nepal, Bhutan, Mitteleuropa
Duftprofil erdig, streng, aromatisch
harmoniert mit Weihrauch, Myrre, Myrte, Rhododendron

Verwendung: Hautöl, Duftlampe, Badezusatz
Narde wirkt auf Körper und Seele ausgleichend, wärmend und stabilisierend. Sie schafft die Verbindung der körperlichen mit der geistigen Ebene, deshalb wird sie für Meditationszwecke gerne verwendet. Durch die beruhigende Eigenschaft ist die Narde ein Mittel bei Schlafstörungen, Unruhe und Nervosität und hilft, emotionale Blockaden zu lösen.

Narzisse *Narcissus poeticus*
Herkunft Europa
Duftprofil blumig, fein
harmoniert mit Mimose, Ylang Ylang, Ingwer, Bergamotte, Jasmin, Orange, Neroli, Muskat, Honig, Zitrone, Grapefruit, Geranie

Verwendung: Parfüms, Duftlampe, Badezusatz, Körperöl
Die Narzisse gehört zu den ersten Blumen nach der kalten Jahreszeit. Der Duft der ersten Narzisse stimmt uns auf den Frühling ein. Das Öl hat einen sinnlichen, ausgleichenden, entspannenden und stimmungshebenden Charakter.

Neroli *Citrus aurantium*
Herkunft Algerien, Ägypten, Frankreich, Italien, Marokko
Duftprofil blumig, fein, leicht durchdringend, süß
harmoniert mit Rose, Jasmin, Lavendel, Bergamotte, Benzoe Siam, Petitgrain

Verwendung: Parfüm, Körper- und Massageöl, Badezusatz, Duftlampe
Neroliöl hat antiseptische, krampflösende, antibakterielle und wundheilende Wirkung. Es nährt empfindliche, trockene, reife Haut und hat die Eigenschaft, die Regeneration der Hautzellen anzuregen. Das Öl ist entspannend, löst Stressgefühle und fördert den Schlaf.

Niaouli *Melaleuca viridiflora*
Herkunft Madagaskar, Nordaustralien, Philippinen, Malaysia
Duftprofil frisch, eukalyptusartig, krautig
harmoniert mit Ysop, Cajeput, Douglasfichte, Myrte, Rosmarin, Kiefer, Tanne

Verwendung: Duftlampe, Inhalationen, Bäder, Sauna
Niaouli ist stärkend und erfrischend, mit großer antiseptischer und antibakterieller Wirkung. Es wird gerne bei Akne, Furunkeln und Hautentzündungen eingesetzt. Da Niaouli durch den frischen Duft die Atemwege befreit, wird es bei Erkältungen verwendet. Durch seine konzentrationsfördernde und klärende Kraft gibt es Energie und Stärke.

Orange, süß *Citrus aurantium var. dulcis*
Herkunft Italien, alle subtropischen Gebiete der Erde
Duftprofil frisch, fruchtig, süß

Verwendung: Duftlampe, Körper- und Badeöl, Mundwasser, Parfüm, Aromaküche
In der Naturkosmetik wird nur das süße Orangenöl verwendet. Das Öl hat leicht adstringierende Wirkung, daher wird es bei Akne, fetter Haut und Zellulitis verwendet. Orangenöl strafft schwaches

harmoniert mit allen ätherischen Ölen

Bindegewebe. Seelisch bringt es Sonne in dunkle Stunden, vermittelt Lebensfreude, Energie und stimmt optimistisch.

Oregano *Origanum vulgare*
Herkunft Europa
Duftprofil aromatisch, würzig
harmoniert mit Myrte, Grapefruit, Thymian, Zitrone, Litsea

Verwendung: Aromaküche, Duftlampe, Sauna, Naturparfüm
Oregano ist in der italienischen und griechischen Küche nicht wegzudenken und ein starkes Antiseptikum, das vorbeugend und lindernd bei Infektionen wirkt.

Oud *Quillaria agallocha*
Herkunft Kambodscha
Duftprofil erdig, außergewöhnlich mystisch
harmoniert mit Rose, Weihrauch, Myrre, Zimt, Nelke, Vetiver, Eichenmoos

Verwendung: Duftlampe, Massage- und Körperöl
Das Holz, das auch als Adleröl bezeichnet wird, ist von einem Schimmelpilz befallen. Dadurch entsteht ein ungewöhnlicher Duft, der in den arabischen Ländern als Räucherstoff benützt wird und der inneren Sammlung und Meditation dient. Da es ein sehr seltenes Öl ist, hat es einen beachtlichen Preis.

Palmarosa *Cymbopogon martini*
Herkunft Nepal
Duftprofil rosig, frisch, blumig
harmoniert mit Geranie, Rose, Ylang Ylang, Rosenholz, Zypresse, Zeder, Zitrone, Lavendel, Kamille, Melisse

Verwendung: Kremen, Lotionen, Badezusatz, Massageöl, Deodorants, Duftlampe
Palmarosaöl gilt als wundheilend, antiseptisch, fiebersenkend, antibakteriell und wird bei Grippe angewendet. Bei starkem Körpergeruch und übermäßigem Schwitzen bringt es Erleichterung. Es stimmt sanftmütig und wirkt auf seelischer Ebene.

Patschuli *Pogostemon patschuli*
Herkunft Indien, China, Madagaskar, Indonesien
Duftprofil exotisch, erdig, waldig
harmoniert mit Ylang Ylang, Tuberose, Jasmin, Lavendel, Rose, Zeder, Neroli, Sandelholz, Weihrauch, Myrre Muskatellersalbei, Zimt, Zitrusölen, Tonka

Verwendung: Parfüm, Kremen, Lotionen, Haarshampoos
Das Öl hat adstringierende, antibakterielle, antidepressive, entgiftende, harntreibende, fiebersenkende, entzündungshemmende und pilztötende Eigenschaften. Es wirkt bei Hautproblemen wie bei fetter, rissiger und entzündeter Haut, aber auch bei Altershaut und Akne. Fußpilz und Pilzinfektionen können erfolgreich damit behandelt werden. Bei Stimmungsschwankungen verleiht Patschuli Mut und die Kraft, sich zu öffnen und eigene Wege zu gehen.

Petersilie *Petroselinum sativum, hortense*
Herkunft Europa
Duftprofil krautig, würzig
harmoniert mit allen Gewürzölen

Verwendung: Massageöl, Aromaküche
Das Öl wird durch Dampfdestillation aus dem grünen Kraut gewonnen. Es hat reinigende, tonisierende und gefäßverengende Wirkung. Durch den gefäßverengenden Effekt kann man es gut zur Behandlung von roten Äderchen verwenden. Nach einer, allerdings langen, Zeit verblassen die Äderchen und werden nach und nach unsichtbar.

Petitgrain *Citrus aurantium*
Herkunft Frankreich, Paraguay, Spanien
Duftprofil frisch, herb
harmoniert mit Rosmarin, Lavendel, Geranie, Palmarosa, Neroli, Jasmin, Bergamotte, Gewürznelke

Verwendung: Duftlampe, Bäder, Massage- und Körperöl
Das Öl hat einen anregenden, nervenstärkenden, krampflösenden und verdauungsfördernden Effekt. Es wird bei Akne, fettiger Haut und anderen stressbedingten Beschwerden angewendet. Petitgrain hat erfrischende, belebende und ausgleichende Wirkungen.

Petitgrain Clementinier *Citrus deliciosa*
Herkunft Frankreich
Duftprofil frisch
harmoniert mit Iris, Rose, Mimose, Magnolienblüte, Zitrusölen

Verwendung: Duftlampe, Bäder Körperöl
Das Öl wird aus verschiedenen Zitrusbäumen gewonnen. Es wirkt erfrischend, belebend und ausgleichend.

Pfefferminze *Mentha piperita*
Herkunft Europa
Duftprofil frisch, intensiv, kühl
harmoniert mit Eukalyptus, Lavendel, Cajeput, Rosmarin, Majoran, Zitrone, Bergamotte, Grapefruit

Verwendung: Mundwasser, Duftlampe, Inhalationen, Kompressen, Badezusatz (Sommer-), Sauna
Pfefferminzöl wirkt klärend, erfrischend, konzentrationsfördernd, anregend und stärkend. Es kann bei der Hautpflege und bei Akne und Dermatitis gute Dienste leisten. Durch seine schmerzlindernde Wirkung ist es bei Kopfschmerzen, Migräne, Muskelschmerzen, Hexenschuss und Prellungen hilfreich. Bei Husten verwendet man das Öl als Einreibung. Bei Grippe, Fieber und Erkältungen entfaltet das Öl seine heilenden Kräfte.

Pfeffer, schwarzer *Piper nigrum*
Herkunft Madagaskar
Duftprofil würzig, scharf, intensiv

Verwendung: Massageöl, Badezusätze, Duftlampe
Pfeffer ist eines der bekanntesten Gewürze der Welt. Das Öl wirkt erwärmend, anregend, stimulierend, aphrodisisch und entzündungshemmend. Bei Muskelschmerzen und Verspannungen leistet es gute Dienste. Wegen seiner durchblutungs-

harmoniert mit Gartennelke, Lorbeer, Weihrauch, Nelkenknospe, Bay

fördernden Eigenschaft bewährt sich das Öl bei rheumatischen Beschwerden und Muskelkater, in einem Fußbad auch gegen kalte Füße.

Ravensara *Ravensara aromatica*
Herkunft Madagaskar
Duftprofil klar, streng, eukalyptusartig
harmoniert mit Cajeput, Myrte, Lemongras, Kardamom, Gewürznelke

Verwendung: Duftlampe, Sauna, Massageöl
In Madagaskar werden die Blätter als Tee aufgebrüht oder gekaut. Da Ravensaraöl hautfreundlich ist, wird es gerne in Massageölen verarbeitet. Es wirkt reinigend, stärkend, erfrischend, ausgleichend, belebend und so antiseptisch, dass es in Krankenzimmern zur Reinigung der Luft von Bakterien und Viren angewendet wird.

Riesentanne *Abies grandis*
Herkunft Europa
Duftprofil frischer, klarer Duft, harzig, waldig
harmoniert mit Myrte, Zitrusölen, Eukalyptus, Minze

Verwendung: Duftlampe, Sauna, Badezusatz, Massageöl, Rasierwasser
Das Öl ist stärkend und ausgleichend und gibt Energie und Ausdauer. Auf geistiger Ebene bringt der Duft klare Gedanken und steigert die Konzentrationsfähigkeit.

Rose centifolia *Rosa centifolia*
Herkunft Ägypten, Algerien, Frankreich, Marokko
Duftprofil weich, blumig
harmoniert mit Neroli, Lavendel, Sandelholz, Jasmin, Melisse

Verwendung: Massageöl, Badezusatz, Duftlampe, Naturkosmetik, Parfüm, Aromaküche
Die Rose ist die Königin der Blumen. Rosenöl ist besonders wertvoll für die Pflege der Haut und hat zusätzliche adstringierende, tonisierende, antiseptische und entzündungshemmende Wirkstoffe. Das Rosenöl wirkt auf allen Ebenen durch seinen beruhigenden, harmonisierenden Effekt.

Rose damascena *Rosa damascena*
Herkunft Frankreich, Marokko
Duftprofil intensiv
harmoniert mit Myrre, Lavendel, Neroli, Weihrauch, Narde, Sandelholz, Melisse, Frangipani, Orange, Limette, Mandarine

Verwendung: Babyöl, Massage- und Körperöl, Badezusatz, Parfüm, Gesichtswasser, Duftlampe, Aromaküche
Die Essenz ist antiseptisch, antirheumatisch, wundheilend und keimtötend. Wegen ihrer Hautfreundlichkeit eignet sie sich besonders gut zur Babypflege. Rosenöl ist stark harmonisierend und beruhigend, öffnet das Herz zu Menschlichkeit und Liebe und verhilft dazu, echte Zuneigung zu finden.

Rosenholz *Aniba roseaodora*
Herkunft Brasilien
Duftprofil rosig, holzig, frisch

Verwendung: Duftlampe, Massage- und Körperöl, Badezusatz
Rosenholzöl hat eine anregende, antibakterielle, antidepressive, schmerzstillende, krampflösende und zellanregende Wirkung. Aromatherapeu-

harmoniert mit Blütenölen, Zitrusölen

tische Anwendungen waren bei Akne, Dermatitis, Falten, trockener Haut, Infektionen, Erkältungen, Husten und Fieber erfolgreich. Die Essenz ist Balsam für die Seele. Durch die ausgleichende und harmonisierende Wirkung wird man in eine leichte, angenehme Stimmung versetzt.

Rosmarin *Rosmarinus officinalis*
Herkunft Europa
Duftprofil kühl, klar, frisch
harmoniert mit Weihrauch, Lavendel, Zeder, Wacholder, Bergamotte, Kiefer, Ysop

Verwendung: Duftlampe, Massageöl, Badeöl, Sauna, Sportöl, Fußbad, Inhalationen, Aromaküche
Rosmarinöl ist aktivierend, belebend, erfrischend und stärkt den ganzen Organismus. Durch seinen durchblutungsfördernden Effekt hilft es, Lymphstauungen und Ödeme abzubauen. Rosmarinöl besitzt durchwärmende Eigenschaften, die besonders bei Muskelschmerzen, Verspannungen, Gicht und Rheuma Linderung verschaffen. Es wirkt als Unterstützung des Immunsystems gut bei Grippe und Erkältungen.

Salbei *Salvia officinalis*
Herkunft Europa
Duftprofil krautig, frisch, würzig
harmoniert mit Rosmarin, Majoran, Thymian, Lavendel, Wacholder, Kiefer, Eukalyptus, Zeder

Verwendung: Fußbad, Duftlampe, Mundwasser
Salbeiöl enthält Stoffe, die sich gut auf den Hals- und Rachenraum auswirken. Das Öl enthält östrogenhaltige Anteile, die die Haut straffen und daher für das reifere Alter empfehlenswert sind. Die Essenz hat anregende, antiseptische, entzündungshemmende, fiebersenkende und schleimlösende Wirkungen und leistet gute Dienste auf seelischer Ebene.

Sandelholz *Santalum album*
Herkunft Indien
Duftprofil warm, holzig
harmoniert mit Ylang Ylang, Patschuli, Ingwer, Vetiver, Zeder, Blütenölen

Verwendung: Duftlampe, Massage- und Körperöl, Bäder, Parfüm
Sandelholz wird das »Holz der Könige« genannt. Aus den Spänen, dem Holzkern und den Wurzeln gewinnt man das Sandelholzöl. Es ist adstringierend, schleimlösend, krampflösend und entzündungshemmend. Es kann für die Pflege aller Hauttypen, speziell für rauhe und trockene Haut, angewendet werden. Auch bei Akne und Hautjucken hat es sich bewährt. Ungeachtet seiner vielen körperlichen Heilwirkungen wird Sandelholzöl meistens auf seelischer Ebene genutzt.

Schafgarbe *Achillea millefolium*
Herkunft Europa
Duftprofil krautig, mild
harmoniert mit Majoran, Lavendel, Geranie, Muskatellersalbei, Kamille, Zeder, Myrre, Kiefer, Vetiver

Verwendung: Duftlampe, Körper- und Massageöl, Kompressen, Sitzbäder, Aromaküche
Schafgarbenöl ist adstringierend, antirheumatisch, fiebersenkend, schleimlösend, schweißtreibend, wundheilend, entzündungshemmend und krampflösend. Durch den hohen Gehalt an ätherischen Ölen ist die Schafgarbe ein vielseitiges Heilmittel. Man verwendet Schafgarbenöl besonders bei Problemen im Magen, im Darm, in der Blase und in der Niere. Auch zur Hautpflege bei Akne, Dermatitis, Ekzemen werden die Wirkstoffe genützt. Bei Hämorriden konnte ich mit Scharfgabenöl schon gute Erfolge erzielen. Durch seine harmonisierende, entspannende und ausgleichende Kraft fördert es das Selbstvertrauen.

Schopflavendel *Lavandula stoechas*
Herkunft Frankreich, Spanien
Duftprofil frisch, krautig, klar
harmoniert mit Grapefruit, Rosmarin, Zitrone

Verwendung: Duftlampe, Sport- und Massageöl, Bäder, Sauna
Das Öl hat stärkende, ausgleichende und erfrischende Wirkung. Durch seinen keimtötenden Effekt wird es gerne vorbeugend bei Erkältungskrankheiten und in Zeiten erhöhter Infektionsgefahr angewendet. Manche Aromatherapeuten setzen das Öl bei rheumatischen Beschwerden ein.

Schwarzkümmel *Nigella sativa*
Herkunft Indien
Duftprofil würzig
harmoniert mit Anis, Fenchel, Kardamom

Verwendung: Duftlampe, Massage- und Körperöle, Aromaküche
Im Mittelalter wurde Schwarzkümmel der »schwarze Koriander« genannt. Der Schwarzkümmel ist eine Gewürzpflanze aus dem asiatischen und arabischen Raum. Schwarzkümmelöl hat wärmende, ausgleichende, kräftigende und stärkende Eigenschaften. Es leistet gute Dienste im Muskel- und Gelenksbereich, z. B. bei Verspannungen.

Selleriesamen *Apium graveolens*
Herkunft Europa
Duftprofil würzig, süß
harmoniert mit Lavendel, Kiefer, Koriander, Teebaum

Verwendung: Duftlampe, Einreibung, Badezusatz, Aromaküche
Selleriesamenöl ist antirheumatisch, antiseptisch, harntreibend, anregend und besonders bei Arthritis, Gicht, Rheumatismus, Ischias, Blähungen und Magenverstimmung geeignet.

Spearmint *Mentha spicata*
Herkunft Ägypten
Duftprofil frisch, klar
harmoniert mit Rosmarin, Zitrone, Grapefruit, Basilikum, Eukalyptus

Verwendung: Duftlampe, Badezusatz, Sport- und Massageöl, Mundpflege
Spearmint kennen wir vor allem als Aromastoff in Kaugummis. Das Öl hat einen erfrischenden, belebenden, konzentrationsfördernden und aktivierenden Duft. Ich verwende es gerne als Badezusatz im Sommer, weil der erfrischende Charakter in dieser Jahreszeit für angenehme Abkühlung sorgt.

Styrax *Liquidamber orientalis*
Herkunft Honduras, Türkei
Duftprofil balsamisch, harzig
harmoniert mit Weihrauch, Myrre, Narde, Ylang Ylang, Rose

Verwendung: Duftlampe, Naturparfüm
Styrax ist Bestandteil vieler Räuchermischungen und wird auf seelischer Ebene zur inneren Sammlung und Meditation benutzt.

Tagetes *Tagetes patula*
Herkunft Europa
Duftprofil krautig
harmoniert mit Rose, Bergamotte, Sandelholz, Limette, Kamille, Muskatellersalbei, Lavendel

Verwendung: Duftlampe
Durch seinen ausgleichenden, entspannenden Duft bringt das Öl auf seelischer Ebene gute Laune und Sonne ins Herz.

Teebaum *Melaleuca alternifolia*
Herkunft Australien
Duftprofil streng, krautig, medizinisch
harmoniert mit Thymian, Lavendel, Sandelholz, Palmarosa, Lemongras, Zirbelkiefer, Verbena

Verwendung: Duftlampe, Körper- und Gesichtsöl, Fußpflege, Haar- und Mundpflege, Desinfektionsmittel
Teebaumöl hat antibakterielle, antiseptische, antivirale, schleimlösende und wundheilende Wirkung. Durch seine hohe keimtötende Wirkung ist Teebaumöl stärker als alle handelsüblichen Desinfektionsmittel. Es ist bestens geeignet für den Einsatz in Krankenzimmern, wo erhöhte Ansteckungsgefahr besteht. In der Hautpflege bei Akne, Bläschenausschlag, Fußpilz, Fußsohlenwarzen, Herpes und Schuppen findet es seine Verwendung. Auch bei Erkältungskrankheiten, Grippe, Halsschmerzen, Fieber, Scheidenpilz, Scheidenentzündung, Schnupfen und Zahnfleischentzündungen leistet es gute Dienste.

Thymian *Thymus vulgaris/ serpyllum*
Herkunft Mittelmeerraum
Duftprofil krautig, würzig

Verwendung: Duftlampe, Körperöl, Inhalationen, Einreibung, Badezusatz
Thymian hilft bei Erkältungen, Husten, Schnupfen, Akne, Ekzemen, Dermatitis, Arthritis, Rheuma, schlechter Durchblutung und steigert die

harmoniert mit Benzoe, Narzisse, Jasmin, Zitrone, Niaouli, Cajeput, Ylang, Orange, Mandarine, Zimt

körpereigenen Abwehrkräfte. Da das Öl nicht nur Bakterien, sondern auch Viren abtötet, wird es gerne als Desinfektionsmittel verwendet. Thymian hilft bei geistiger Erschöpfung und stärkt Geist und Sinne. Thymianöl sollte nicht langfristig benutzt werden, da es die Leber angreifen kann.

Tolu *Myroxylon balsamum*
Herkunft Brasilien
Duftprofil balsamisch, süß
harmoniert mit Honig, Vanille, Blütenölen

Verwendung: Duftlampe, Naturparfüm, Bäder, Körper- und Massageöl
Tolubalsam wird durch Einschnitte im Stamm gewonnen. Das zähflüssige Öl hat eine anregende Wirkung und beflügelt die Fantasie.

Tonka *Dipteryx odorata*
Herkunft Brasilien
Duftprofil intensiv, süß
harmoniert mit Rose, Jasmin, Mimose, Orange, Vetiver, Sandelholz

Verwendung: Duftlampe, Körperöl, Parfüm
Tonkaextrakt wirkt auf geistiger und seelischer Ebene, stimmt gelassen und schafft eine heimelige Atmosphäre.

Tuberose *Polianthes tuberosa*
Herkunft Indien, Marokko, Ägypten, Frankreich
Duftprofil sinnlich, blumig, süß
harmoniert mit Tonka, Immortelle, Verbena, Bergamotte, Ylang Ylang, Rosenholz, Sandelholz, Jasmin

Verwendung: Duftlampe, Körperöl, Bäder, Massageöl
Tuberose wird auch Nachthyazinthe genannt. Sie ist eine abend- und nachtduftende Blume, deren weiße Blüten am frühen Morgen geerntet werden.

Tulsi *Ocimum sanctum*
Herkunft Indien, Nepal
Duftprofil frisch
harmoniert mit Zitrone, Limette, Lavendel, Geranie, Muskatellersalbei

Verwendung: Duftlampe, Badezusatz
Tulsi ist ausgleichend, anregend, stärkend, stimmungshebend und konzentrationsfördernd.

Vanille *Vanilla planifolia*
Herkunft Madagaskar
Duftprofil warm, süß, balsamisch
harmoniert mit Grapefruit, Rose, Tonka, Limette, Bergamotte, Honig, Orange, Clementine

Verwendung: Duftlampe, Körper- und Massageöl, Bäder, Aromaküche
Vanille ist eine Schlingpflanze, die bei den Indianern wichtiges Heil- und Gewürzmittel ist. Das Öl verleiht Energie, stimmt gelassen und erheiternd.

Veilchenblätter *Viola odorata*
Herkunft Frankreich, Italien, Ägypten
Duftprofil intensiv

Verwendung: Parfüm, Aromaküche, Kremen, Lotionen
Der Duft des Veilchens ist betörend, ausgleichend, stimmt optimistisch, hilft auf seelischer Ebene,

harmoniert mit Iriswurzel, Tuberose, Narzisse, Rose, Magnolienblüte, Zeder, Sandelholz, Jasmin, Tanne, Bergamotte, Myrte

Blockaden und Barrieren aufzulösen und Ängste abzubauen.

Verbena *Lippia citiodora*
Herkunft Spanien, Peru, Frankreich
Duftprofil zitronenartig
harmoniert mit Blütenölen, Zitrusölen

Verwendung: Duftlampe, Körper- und Massageöl
Bei Konzentrationsschwäche, Erschöpfung und seelischem Tief leistet Verbena gute Dienste. Auch in Sportlerölen und Massageölen ist eine Anwendung sinnvoll, da Verbena durchblutungsfördernde Eigenschaften besitzt.

Vetiver *Vetiveria zizanoides*
Herkunft El Salvador
Duftprofil erdig, schwer
harmoniert mit Sandelholz, Orange, Ylang Ylang, Tuberose, Jasmin, Zimt, Geranie, Bergamotte

Verwendung: Körperlotionen, Massageöl, Duftlampe, Bäder, Parfüm
Vetivergras wird in Ländern mit großer Bodenerosion angebaut, da es tief liegende Wurzeln besitzt. Aus den Wurzelstöcken gewinnt man das Öl durch Destillation. In Asien werden aus den Vetiverwurzeln Matten hergestellt. Die Wirkung auf Körper und Seele ist anregend, antiseptisch, beruhigend, krampflösend, reinigend und kräftigend. Zudem hat das ätherische Öl viele hautpflegende Eigenschaften. Es wird bei Akne, fetter Haut, Muskelschmerzen, Rheuma, Arthritis und Verstauchungen angewendet. Im seelischen Bereich führt das Öl zur eigenen Mitte, erdet und gleicht aus. Vetiver gilt als Öl der Ruhe; es ist ideal für die Meditation, damit man Kraft aus der Tiefe schöpfen kann.

Wacholder *Juniperus communis*
Herkunft Europa
Duftprofil kraftvoll, würzig, frisch
harmoniert mit Kiefer, Lavendel, Salbei, Myrte, Rosmarin, Litsea, Grapefruit, Geranie

Verwendung: Duftlampe, Sport- und Massageöl, Badezusatz, Aromaküche
Wacholderöl enthält antiseptische, adstringierende, beruhigende, harntreibende, nervenstärkende, wundheilende, entgiftende und schweißtreibende Substanzen. Das Öl wird besonders bei Akne, Ekzemen, Dermatitis, fetter Haut, Arteriosklerose, Gicht, Rheuma, Zellulitis, Erkältungen, Grippe und stressbedingten Beschwerden eingesetzt. Im seelischen Bereich hilft es, sich von negativen Gedanken zu befreien.

Weihrauch *Bowellia thurifera, sacara, serrata*
Herkunft Arabien, Indien
Duftprofil süß, frisch, holzig, erdig
harmoniert mit Sandelholz, Kiefer, Vetiver, Geranie, Lavendel, Orange, Bergamotte, Zimt, Myrte, Zeder

Verwendung: Duftlampe, Kremen, Lotionen
Weihrauch ist der Duft der Mysterien und wird meistens als kostbare Räuchersubstanz in religiösen Veranstaltungen verwendet. Wegen seiner beruhigenden, entzündungshemmenden, schleimlösenden, wundheilenden, antiseptischen Effekte wird Weihrauch oftmals in der Aromatherapie bei Erkältungen, Husten, Schnupfen, Unruhe, stressbedingten Beschwerden, nervöser Anspannung, Falten, trockener und reifer Haut eingesetzt. Weihrauch dient auch zur meditativen Einkehr.

Weißtanne *Albis alba*
Herkunft Mitteleuropa
Duftprofil frisch, klar, waldig
harmoniert mit Eukalyptus, Minze, Verbena, Myrte, Neroli, Cajeput

Verwendung: Duftlampe, Sauna, Inhalationen
Nicht nur zur Weihnachtszeit vermittelt das Öl Stärke, Reinigung und Energie, sondern es hat auch eine befreiende, sehr antiseptische Wirkung auf die Atmungsorgane. Es wird gerne bei Erkältungen, Husten und Schnupfen eingesetzt. Durch seine durchblutungsfördernde Eigenschaft regt es die Entschlackung des Bindegewebes an. Es ist ein klassisches Stimmungsöl, vor allem in der Winterzeit.

Wiesenkönigin *Filipendula ulmaria*
Herkunft Frankreich
Duftprofil frisch, krautig
harmoniert mit Speiklavendel, Johanniskraut, Lavendel extra

Verwendung: Duftlampe, Sport- und Massageöl, Badezusatz
Wiesenkönigin wirkt anregend, kräftigend und erwärmend. Das Öl ist besonders als Einreibung nach anstrengenden Tätigkeiten zu empfehlen.

Ylang Ylang *Cananga odorata*
Herkunft Madagaskar
Duftprofil schwer, blumig, süß, exotisch
harmoniert mit Jasmin, Sandelholz, Rose, Neroli, Zeder, Rosenholz, Vetiver

Verwendung: Duftlampe, Bäder, Massage- und Körperöl, Parfüm
Die Wirkung dieser Essenz ist anregend, antidepressiv, ausgleichend, beruhigend, entzündungshemmend, nervenstärkend und besonders hautfreundlich. Sie findet bei Akne und fetter, empfindlicher Haut Verwendung. Auf der seelischen Ebene löst Ylang Ylang, Blockaden, Angst und Spannungszustände und gleicht mangelndes Selbstvertrauen und innere Verkrampfung aus.

Ysop *Hyssopus officinalis*
Herkunft Südosteuropa
Duftprofil würzig, süß, warm

Verwendung: Duftlampe, Aromaküche
Im Altertum diente Ysop zur Reinigung und als Räucherwerk in Tempeln und auf heiligen Plätzen. Durch seine antiseptische, schleimlösende, fiebersenkende und schweißtreibende Wirkung

harmoniert mit Salbei, Lavendel, Zitrone, Latschenkiefer, Rosmarin, Eisenkraut, Myrte, Muskatellersalbei, Geranie

leistet er bei Grippe, Husten und Schnupfen gute Dienste. Zur Hautpflege verwendet man ihn bei Dermatitis und Ekzemen. Im seelischen Bereich deckt er Unruhe, Erschöpfungszustände und Anspannung ab.

Zeder *Cedrus atlantica*
Herkunft Marokko
Duftprofil holzig
harmoniert mit Rose, Lavendel, Bergamotte, Kiefer, Wacholder, Zypresse, Neroli

Verwendung: Sauna, Duftlampe, Badeöl, Massageöl, Haarpflege, Mottenmittel
Zedernholzöl ist ein hautpflegendes, antiseptisches, adstringierendes, entwässerndes, beruhigendes und schleimlösendes Öl. Zeder wird bei Akne, Schnupfen, Schuppenflechte, fetter Haut, Entzündungen, Ekzemen und Dermatitis eingesetzt. Durch den stabilisierenden, stärkenden Duft vermittelt das Öl Selbstvertrauen, Mut und Kraft. Motten meiden den Geruch von Zedernholz.

Zimt *Cinnamomum ceylanicum*
Herkunft Asien
Duftprofil würzig, warm, süß
harmoniert mit Orange, Mandarine, Ylang Ylang, Weihrauch, Benzoe, Gewürznelke

Verwendung: Duftlampe, Bäder, Körper- und Massageöl, Aromaküche
Zimtrindenöl ist ein adstringierendes, anregendes, antirheumatisches, antiseptisches Öl. Es wärmt und durchblutet den ganzen Organismus und leistet besonders bei Rheuma, Erkältungen und Grippe gute Dienste. Auf seelischer Ebene verbreitet das Öl eine Atmosphäre der Geborgenheit, in der man loslassen und entspannen kann. Es regt die Inspiration und Kreativität an. Das Öl der Zimtblätter ist etwas milder und sollte bevorzugt als Hautpflegemittel Verwendung finden.

Zirbelkiefer *Pinus ambra*
Herkunft Österreich
Duftprofil waldig, frisch
harmoniert mit Litsea, Angelikawurzel, Lemongras, Zitrusölen

Verwendung: Duftlampe, Sauna, Parfüm, Massageöl
Der frische Duft der Zirbelkiefer befreit die Atemwege, wirkt schleimlösend, entkrampfend, stärkend, klärend und ist ein altbewährtes Mittel bei Husten und Erkältungen.

Zitrone *Citrus limon*
Herkunft Italien
Duftprofil frisch, fruchtig, klar

Verwendung: Duftlampe, Fußpflege, Körper- und Massageöl, Haushaltsreiniger, Aromaküche
Zitronenöl hat eine adstringierende, antibakterielle, entgiftende, harntreibende und wundheilende Wirkung. In der Aromatherapie wird es bei Akne, fetter Haut, Pickeln, Warzen, Arthritis, Fieber, Erkältungen, Grippe und Rheuma angewen-

harmoniert mit Myrte, Zypresse, Wacholder, Lavendel, Thymian

det. Das Öl ist eine Energiedusche. Es regt den Geist an, ist erfrischend, konzentrationsfördernd, stimmungsaufhellend, aufmunternd und entfaltet eine belebende Energie.

Zitroneneukalyptus *Eukalyptus citriodora*
Herkunft Madagaskar
Duftprofil zitronig, frisch
harmoniert mit Zitrus- und Blütenölen

Verwendung: Duftlampe, Massageöl, Badezusatz
Das Öl ist besonders mild und wirkt antibakteriell, antiseptisch und pilztötend. Es wird demzufolge auch bei Fußpilz und anderen Pilzinfektionen verwendet. Weitere Anwendungsbereiche sind Erkältungen und Infektionskrankheiten.

Zypresse *Cypressus sempervirens*
Herkunft Mittelmeerraum
Duftprofil rauchig, balsamisch, holzig
harmoniert mit Zeder, Kiefer, Lavendel, Majoran, Patschuli, Orange, Limette, Zitrone, Bergamotte, Myrte, Benzoe, Sandelholz, Wacholder

Verwendung: Duftlampe, Körper- und Massageöl, Inhalationen, Badezusatz
Zypressenöl wirkt harmonisierend und regulierend auf den Hormonhaushalt. Durch seine antirheumatischen, antiseptischen, adstringierenden und harntreibenden Effekte kann es bei Hämorriden, Krampfadern, Rheuma, Zellulitis und stressbedingten Beschwerden eingesetzt werden. Die Essenz der Zypresse hilft dem Menschen, sich zu sammeln und wirkt zugleich aufrichtend, klärend und konzentrationsfördernd.

Behandlungen mit Aromatherapie

Viele Krankheiten und Beschwerden lassen sich mit Pflanzenölen, Mazeraten und wertvollen ätherischen Ölen auf natürliche Art heilen oder lindern. Vom Pickel über Verstauchungen bis zu Erkältungskrankheiten und Infektionskrankheiten bietet die Aromatherapie geeignete Mittel, die helfen.

Vergessen Sie niemals, bei anhaltenden Beschwerden den Arzt zu konsultieren.

Abwehrschwäche

Wenn die körperliche Abwehrkraft geschwächt ist, wird der Körper anfälliger für Krankheiten. Typische Symptome für ein geschwächtes Immunsystem sind Halsschmerzen, Husten, erhöhte Temperatur, Gliederschmerzen, Schnupfen und Müdigkeit. Der Körper kämpft mit seiner ganzen Kraft gegen Viren und Bakterien.
Achten Sie auf ausreichende Vitamin- und Mineralstoffzufuhr durch gesunde Ernährung. Auch durch seelische Anspannung kann die Abwehrkraft geschwächt werden. In diesem Falle sind Entspannungsübungen wie autogenes Training, Reiki oder Shiatsu zu empfehlen. Mit autogenem Training konnte ich bei mir selbst gute Erfolge erzielen. Mit dieser Methode sind seelische Krisen leichter zu bewältigen.

Pflanzliche Öle: Nachtkerzenöl, Schwarzkümmelöl, Distelöl, Walnussöl, Hanföl

Ätherische Öle: Latschenkiefer, Teebaum, Manuka, Zitrone, Cajeput, Rosmarin, Ingwer, Angelikawurzel, Majoran, Thymian, Myrte, Eukalyptus

Meine Empfehlung:

- Eine *Kur* mit *Schwarzkümmelölkapseln* und *Nachtkerzenölkapseln* als *Nahrungsergänzung*.
- Häufige *Massage* mit *Massageölen* aus *Schwarzkümmelöl*, *Distelöl* und den ätherischen Ölmischungen:
  Teebaum und *Eukalyptus*;

Menschen mit einem schwachen Immunsystem haben oft einen funktionsgestörten Darm. Viele Ärzte, die sich den Naturheilverfahren verschrieben haben, gehen heute davon aus, dass der Darm entscheidend für die Gesundheit ist. Sie bezeichnen den Darm als unser größtes Immunorgan und den Sitz unserer Abwehrkraft.

und Mischung aus *Rosmarin, Cajeput Zitrone*;
Mischung aus *Lavendel, Manuka* und *Ingwer*;

- *Bäder* mit *Badeölen* wie *Hanföl*, *Distelöl*, *Schwarzkümmelöl* und den ätherischen Ölmischungen:
  Zitrone, *Angelikawurzel* und *Rosmarin*;
  Lavendel, Teebaum und *Manuka*.

Abszesse

Bei einem Abszess oder Furunkel handelt es sich um schmerzhafte Eiteransammlungen, die sich im entzündeten Gewebe gebildet haben.

Furunkel dürfen niemals ausgedrückt werden.

Essen Sie viel *Obst* und *Gemüse* und trinken Sie viel *Kräutertee*. Um das Immunsystem zu stärken, empfehle ich *Nachtkerzenölkapseln* und *Knoblauchölkapseln* als *Nahrungsergänzung*.

Abszesse können überall auftreten: sowohl im Körperinneren, z. B. an der Zahnwurzel, als auch an der Hautoberfläche. Der Auslöser dürfte eine Invasion von Bakterien sein. Bei geschwächtem Allgemeinbefinden, Hormonschwankungen oder unausgewogener Ernährung treten sie vermehrt auf.

Pflanzliche Öle: Nachtkerzenöl, Knoblauchöl
Ätherische Öle: Teebaumöl, Lavendel, Bergamotte, Zitrone, Grapefruit, Myrre

Meine Empfehlung:

- Die Reifung eines Abszesses kann man durch *Teilbäder* und warme *Kompressen* unterstützen. Dazu macht man 2-mal täglich ein *Teilbad* mit 250 g Meersalz (Totes Meer) auf 8 l Wasser.
- *Heilerde* und *Grapefruitkernextrakt* wirken sehr gut, und zwar sowohl innerlich als auch äußerlich als *Auflage*. Dazu Heilerde mit Wasser und einigen Tropfen *Grapefruitextrakt* mischen. Den Brei auf die betroffene Stelle auftragen und mit einem Tuch abdecken.
- Für die *innerliche Anwendung* eignet sich der Misch- und Kräuteressig, ein *Heilessig*, den man aus Apfelessig, ich nenne ihn den Basisessig, herstellen kann. Kräuteressig: je 8 g Wacholder, Mohn, Eichenrinde, 15 g Bittersüß, 14 g Walnussblätter. Mischessig: Knoblauch lila oder Bärlauch 50 g, Wacholder 5 g, Brombeeren 80 g. Täglich 2- bis 3-mal 2 TL auf 200 ml Wasser einnehmen.
- Für die *äußerliche Anwendung* mischt man 50 ml *Heilessig* mit 10 Tropfen Teebaumöl oder Grapefruitkernextrakt, tränkt ein Tuch damit und bedeckt die betroffene Stelle.

Akne

Bei diesem Hautleiden produzieren die Talgdrüsen zu viel Fett. Die Kennzeichen der Akne sind öliger Glanz, Pickel und verstopfte, vergrößerte Poren. Manchmal bilden sich Furunkel und Abszesse. Die betroffenen Stellen befinden sich meistens im Gesicht, am Hals, am Rücken und an den Armen. Eine erfolgreiche Aknebehandlung bekämpft das innere Ungleichgewicht. Durch unausgewogene Ernährung, Bewegungsmangel, ungenügende Hygiene, Stress und emotionale Faktoren kann Akne verschlimmert werden.

Pflanzliche Öle: Aloe-vera-Öl, Walnussöl, Distelöl, Sojaöl, Sanddornöl, Niembaumöl, Schwarzkümmelöl, Nachtkerzenöl

Ätherische Öle: Teebaumöl, Lavendel, Myrre, Bergamotte, Zypresse, Rosmarin, Myrte, Kamille blau, Wacholder, Palmarosa, Petitgrain, Sandelholz, Zitrone, Patschuli, Thymian, Pfefferminze, Geranie, Grapefruitkernextrakt

Meine Empfehlung:

- Gute *Ernährung* spielt eine Schlüsselrolle. Ein Mangel an Vitamin A kann zur Verstopfung der Poren führen. Trinken Sie viel Wasser und Kräutertees aus Kamille, Pfefferminze und Zitronenmelisse. Meiden Sie Alkohol, Kaffee und Schwarztee.
- *Trinkkur* mit Aloe-vera-Saft und Weizengrassaft: Man sollte 3-mal täglich 50 ml Aloe-vera-Saft und 50 ml Weizengrassaft vor den Mahlzeiten trinken. Als Geschmacksverbesserer kann man Orangensaft oder jeden beliebigen Saft dazugeben.
- Sehr hilfreich ist sanfte *Entgiftung*. Man nehme 4 Wochen lang 2 TL Distelöl und anschließend 4 Wochen lang 2 TL Olivenöl. Dies wird auf nüchternen Magen in einem halben Glas Wasser getrunken. Als Aromaergänzung kann man Orangen- oder Zitronensaft beimengen.
- *Heilerde* spielt aufgrund ihrer antiseptischen, antibakteriellen Wirkung bei der Behandlung von Akne eine große Rolle. Heilerde

Die Ursachen der Akne sind vielfältig, sie können in der Pubertät, in den Wechseljahren und in Zeiten eines hormonellen Ungleichgewichts oder einer Veränderung auftreten. Akne entsteht im Körper und niemals auf der Haut.

Um das Immunsystem zu stärken, was bei Akne wichtig ist, sollte man Kapseln mit Nachtkerzenöl und Schwarzkümmelöl als *Nahrungsergänzung* nehmen.

Gemüseessig wird nicht nur dem Salatliebhaber munden, auch die Haut bedankt sich für die Wohltat. Je 100 g Meerrettich, Spargel, Zwiebeln, Artischocken und 20 g Liebstöckel mit einem Basisessig übergießen und stehen lassen. Intensiveren Geschmack und noch mehr Wirkung erhält der jeweilige Essig, wenn er zweimal mit den frischen Kräutern, Obst oder Gemüse angesetzt wird.

wirkt entzündungshemmend und nimmt Talgabsonderungen, Hautzellen und Bakterien auf. Auf unreine Hautstellen und Pickel trägt man den Heilerdebrei direkt, ohne Verband, auf und lässt ihn etwa 20 Minuten einwirken. Der Brei wird mit Kamillentee und 4 Tropfen Teebaumöl versetzt, das wirkt entzündungshemmend. Man kann ihn zusätzlich mit Grapefruitextrakt anreichern. Die erstarrte Heilmaske wird mit kaltem Wasser abgewaschen. Ich empfehle die Maske bei großflächiger Akne 1- bis 2-mal pro Woche. Zur Blutreinigung und inneren Entgiftung ist begleitend eine Heilerdekur, dabei nimmt man täglich 1 Esslöffel (EL) Heilerde mit 1 Glas Wasser zu sich, sinnvoll.

- *Essiganwendungen* sind innerlich und äußerlich eine Wohltat. Äußerliche Anwendung mit Apfelessig, Kirschessig oder Molkeessig als Basis, daraus stellt man den speziellen Akneessig her.
- Kräuteressig stellt man her, indem man je 25 g Ringelblume, Kamille, Stiefmütterchen, Kurkuma und/oder Zimt mit einem leicht erwärmten Basisessig übergießt und stehen lässt. Nach 2 Wochen ist der Kräuteressig fertig, die Heilstoffe befinden sich im Essig. Er kann für die Haut, aber auch in der Ernährung verwendet werden.
- Obstessig wird ebenso hergestellt. Je 70 g feuchter Trester, Waldbeeren, Brombeeren, Aprikosen, Pfirsiche, immer aber frisches Obst, werden mit leicht erwärmtem Basisessig übergossen. Die Essigsorten schmecken vorzüglich und ergeben hervorragende Gesichtswässer, die das saure Milieu auf der Haut erhalten. Aufgespritzt und etwas gesüßt sind sie wunderbare Getränke.
- Eine *Badekur* mit Salz aus dem Toten Meer hat sich bei Akne bewährt. 4 Wochen lang sollte man 2- bis 3-mal pro Woche Vollbäder nehmen. Bei Abklingen der Beschwerden reduziert man auf ein Vollbad pro Woche. Sind nur einzelne Körperpartien betroffen, genügen auch Teilbäder oder Kompressen. Vollbad: 400 g Salz in heißem Wasser auflösen und bei 36 bis 37 Grad 20 Minuten baden. Teilbad: 200 g Salz mit 1 l heißem Wasser auflösen und mit 4 l Wasser auffüllen. Mehrmals täglich baden (10 Minuten).

Allergien

Die Auslöser finden sich in unserer Umwelt, im Staub, in Tierhaaren, in der Ernährung oder in Pollen. Aber auch psychische Probleme können Auslöser der Beschwerden sein. Zur Vorbeugung steht die Harmonisierung des Immunsystems im Vordergrund. Häufig können Naturheilmittel und Ernährungsumstellung die Behandlung unterstützen.

Pflanzliche Öle: Aloe-vera-Öl, Johanniskrautöl, Nachtkerzenöl, Schwarzkümmelöl, Sojaöl

Ätherische Öle: Eukalyptus, Latschenkiefer, Lavendel, Cajeput, Angelikawurzel, Zitrone, Teebaum, Rosmarin, Kanuka, Manuka, Bergamotte, Ingwer

Meine Empfehlung:

- *Massageöle* und *Bäder* zur Stärkung des Immunsystems. Folgende Massageöle können Linderung bringen: Basisöl aus Schwarzkümmelöl, Johanniskrautöl, Sojaöl, mit den oben angeführten ätherischen Ölen vermischt.
- Zur inneren Anwendung von *Grapefruitkernextrakt* werden 3 bis 15 Tropfen in ein Glas Wasser gerührt und 2- bis 3-mal täglich getrunken.

Überempfindlichkeit und allergische Reaktionen auf bestimmte Stoffe quälen in der heutigen Zeit bereits sehr viele Menschen. Schon Babys und Kleinkinder leiden unter Allergien.

Als *Nahrungsergänzung* können Nachtkerzenöl und Schwarzkümmelöl hilfreich sein. Auch sollten Sie ergänzend Vitamin C und Mineralstoffe zu sich nehmen.

Angstzustände

Angst ist oft von Niedergeschlagenheit begleitet und hat vielerlei Ursachen: Sie kann durch schlimme Erlebnisse ausgelöst werden, durch einen Todesfall, anhaltende Schwierigkeiten emotionaler oder finanzieller Art, Prüfungen oder Mutlosigkeit.

Pflanzliche Öle: Johanniskrautöl, Nachtkerzenöl, Jojobaöl, Schwarzkümmelöl, Macadamianussöl

Ätherische Öle: Basilikum, Bergamotte, Neroli, Jasmin, Zeder, Melisse, Kampfer, Rose, Sandelholz, Lavendel, Benzoe, Weihrauch, Wacholder, Zypresse, Geranie, Kamille

Meine Empfehlung:

- *Kräutertees* aus Johanniskraut, Brennnessel, Zinnkraut, Melisse,

Da es viele Arten von Ängsten gibt, ist es wichtig, die Ursachen zu durchschauen und nicht zu verdrängen. Ätherische Öle können helfen, die Symptome zu mildern.

Schafgarbe, Mischungen aus Rosmarin/Melisse und Johanniskraut/Melisse.

- Zur *Nahrungsergänzung* sind Nachtkerzenölkapseln hilfreich.

Arteriosklerose

Fette, Cholesterin, Lipoide und Kalksalze werden an den Wänden der Arterien abgelagert. Dies führt zur Verdickung und Verhärtung der Gefäßwände, was wiederum den Fluss von Blut und Sauerstoff erschwert.

Vermeiden Sie Stress und ändern Sie Ihren Lebensstil.

Vorbeugende Maßnahmen können Ablagerungen weitgehend verhindern und dafür sorgen, dass vorhandene Schäden nicht verschlimmert werden.

Die Ablagerungen in den Arterien sind für Herz- und Kreislauferkrankungen, Schlaganfälle und Herzinfarkte mitverantwortlich. Viele Faktoren spielen hier zusammen, vor allem falsche Ernährung, Stress und Stoffwechselstörungen.

Pflanzliche Öle: Distelöl, Kürbiskernöl, Leinsamenöl, Nachtkerzenöl, Olivenöl, Sonnenblumenöl, Schwarzkümmelöl

Ätherische Öle: Rosmarin, Zitrone, Schafgarbe, Lavendel, Baldrian, Majoran, Wacholder, Kamille, Johanniskrautöl

Meine Empfehlung:

- Stellen Sie Ihre *Ernährung* um. Probieren Sie die mediterrane Küche. Das heißt viel frisches Gemüse und Obst, ballaststoffreiche Kost und reichlich kalt gepresste Öle.
- Als *Nahrungsergänzung* können Vitamin C und E sehr hilfreich sein.
- *Massageöle* für die Körperpflege auf der Basis von Distelöl, Olivenöl oder Sonnenblumenöl, versetzt mit *ätherischen Ölmischungen*:
  Rosmarin, Lavendel und *Wacholder*;
  Majoran, Wacholder und *Kamille*;
  Zitrone, Schafgarbe und *Lavendel*.
- *Badeöle* aus den Basisölen Olivenöl, Sonnenblumenöl oder Johanniskrautöl mit den *ätherischen Ölmischungen*:
  Lavendel, Majoran und *Kamille*;
  Rosmarin, Wacholder und *Majoran*.
- Innerliche *Essiganwendungen* von Kräuteressig aus dem Basisessig Apfelessig. Man nimmt gleiche Teile Gewürznelke, lila Knoblauch und Bischofskraut und stellt Kräuteressig her. Täglich 2- bis 3-mal 1 EL auf 200 ml Wasser einnehmen.

Arthritis

Ist eine entzündliche, schmerzhafte Reaktion und führt im betreffenden Gewebe oder Organ zunächst zu Funktionsstörungen. Sie beginnt unmerklich und verschlechtert sich allmählich. Oft sind erhebliche Beschwerden, vor allem Schmerzen, Schwellungen und Bewegungseinschränkungen, die Folge.

Pflanzliche Öle: Distelöl, Aloe-vera-Öl, Johanniskrautöl, Kürbiskernöl, Nachtkerzenöl, Olivenöl, Schwarzkümmelöl, Jojobaöl, Niembaumöl

Ätherische Öle: Majoran, Lavendel, Rosmarin, Zitrone, Grapefruit, Wacholder, Fenchel, Ingwer, Karottensamen, schwarzer Pfeffer, Schafgarbe, Selleriesamen

Meine Empfehlung:

- Ein Teelöffel Weizenkeimöl deckt den Tagesbedarf an Vitamin E. Durch eine *Massage* der schmerzenden Stellen wird der Kreislauf angeregt und die Ausschwemmung der Giftstoffe kann schneller erfolgen. Ein Rheuma-Massageöl zur Förderung der Beweglichkeit wird aus den Basisölen Niembaumöl, Johanniskrautöl, Schwarzkümmelöl oder Aloe-vera-Öl hergestellt. Günstige ätherische Öle als Beimengung sind Ingwer, Rosmarin, schwarzer Pfeffer, Lavendel, Kiefer, Majoran oder Ingwer.
- *Einreibungen* mit Olivenöl können schnell Linderung bringen. Die Spezialkräuterölmischung hält etwa 1 Jahr. 1 l Olivenöl setzt man mit einer Hand voll Johanniskrautblüten, Schafgarbe, Salbei, Ringelblumen und Arnikablüten an. Danach lässt man es an einem warmen Ort drei Wochen lang ziehen. Diese Mischung sollte man täglich auftragen.
- Geschwollene und entzündete Gelenke sollte man nicht massieren. Nach einer Wärmebehandlung müssen die Gelenke bewegt werden, um Stauungen zu vermeiden. Mit einer Spezialmischung für ein *Engiftungsbad* konnte ich schon gute Erfolge erzielen. Es wird aus den Basisölen Schwarzkümmelöl und Johanniskrautöl her-

Diese Krankheit kann schubweise auftreten und die Gelenke deformieren. Äußere Einflüsse wie Kälte, Überanstrengung, Klimawechsel oder Genussmittel verstärken sie.

Wichtig ist die Umstellung der Ernährung. Als *Nahrungsergänzung* sollte man Vitamin A, C, D, E und Nachtkerzenölkapseln einnehmen. Weizenkeimöl könnte man als Vitamin-E-Lieferanten nehmen.

Wunderbar bei Arthritis: eine *Körperlotion* aus Jojobaöl, Bienenwachs, Honig, Sheabutter, Lavendel, Karottensamen und Schafgarbe.

gestellt, mit einem Zusatz aus den *ätherischen Ölmischungen*:
Wacholder, Selleriesamen und *Zitrone*;
Majoran und *Schafgarbe*.

- *Heilerde* wird mit Wasser oder Essigwasser und einer Mischung aus ätherischen Ölen zu einem Brei verrührt und fingerdick aufgetragen. Sofort nach Auflegen der kalten Kompresse kommt es zu einer Erwärmung des schmerzenden Gelenks. Bei akuten Schmerzen 2- bis 4-mal täglich anwenden.
- *Teilbäder* für kranke Gelenke werden aus dem Salz des Toten Meeres bereitet. Dazu löst man 250 g Salz in 1 l heißem Wasser auf und füllt mit 3 l Wasser auf. Das erkrankte Gelenk 20 Minuten darin baden, dann mit klarem Wasser abduschen.
- *Ganzkörperpackungen* bestehen aus 200 g Salz, das in Wasser aufgelöst und mit 200 g Heilerde vermischt wird. Den Brei mit den Händen auftragen und 30 Minuten einwirken lassen. Abduschen und die Haut mit einer speziellen Körperlotion einkremen.

Bandscheibenprobleme

Wenn Sie häufig Probleme mit dem Rücken haben, sollten Sie Ihre Bewegungsabläufe beim Bücken und Heben verändern. Rat finden Sie beim Physiotherapeuten.

Unter Problemen mit den Bandscheiben leiden viele Menschen. Sie können so stark sein, dass die Bandscheiben sogar operiert werden müssen.

Pflanzliche Öle: Aloe-vera-Öl, Kürbiskernöl, Olivenöl, Schwarzkümmelöl, Arnikaöl, Johanniskrautöl, Niembaumöl

Ätherische Öle: Ingwer, Rosmarin, schwarzer Pfeffer, Lavendel, Arnika, Majoran, Wacholder, Kamille, Schafgarbe, Kiefer, Grapefruit

Meine Empfehlung:

- *Massageöl* auf der Basis von Aloe-vera-Öl, Schwarzkümmelöl, Arnikaöl oder Niembaumöl mit den *ätherischen Ölmischungen*:
  Lavendel, *Majoran* und *Ingwer*;
  Rosmarin, schwarzer Pfeffer und *Wacholder*;
  Grapefruit, Angelika und *Teebaum*.
- *Badeöl* aus Aloe-vera-Öl oder Olivenöl mit Wacholder, Ingwer oder schwarzem Pfeffer.

- Eine *Packung* aus *Heilerde*, mit warmem Wasser und Schwarzkümmelöl zu einem dicken Brei verrührt. 5 Tropfen Ölmischung aus Lavendel, schwarzem Pfeffer und Ingwer dazugeben. Auftragen und 30 Minuten einwirken lassen. Mit einem *Kirschsteinsäckchen*, das vorher im Ofen aufgewärmt wurde, abdecken.
- Für ein linderndes *Vollbad* 400 g Heilerde und 100 g Totes-Meer-Salz in Wasser auflösen und in die Wanne geben. 15 bis 20 Minuten darin baden, die Badetemperatur soll 37 Grad nicht überschreiten. 10 bis 15 Tropfen Ölmischung Lavendel-Pfeffer-Ingwer dazugeben.

Besenreiser – erweiterte Äderchen

Pflanzliche Öle: Weizenkeimöl, Jojobaöl, Hagebuttenkernöl, Aprikosenkernöl

Ätherische Öle: Rose, Karottensamen, Jasmin, Neroli, Schafgarbe, Kamille, Lavendel

Meine Empfehlung:

- Schränken Sie Kaffee, Tee und *Alkoholkonsum* ein. Vermeiden Sie starke Sonne, extreme Hitze und Kälte.
- Tragen Sie die *Pflegeöle* vorsichtig auf die betroffenen Stellen auf.

Erweiterte Äderchen sind eine krampfadernartige Ausdehnung der Wände der haarfeinen Blutgefäße, die durch Durchblutungsstörungen ausgelöst werden kann.

Blasenentzündung

Eine Entzündung der Blase kündigt sich oft durch vermehrtes Harnlassen, das mit Brennen und Schmerzen einhergeht, an. Entzündungen der Harnwege darf man nicht auf die leichte Schulter nehmen.

Pflanzliche Öle: Kürbiskernöl, Niembaumöl, Leinöl, Traubenkernöl

Ätherische Öle: Cajeput, Teebaum, Manuka, Lavendel, Myrte, Kamille, Weihrauch, Schafgarbe

Meine Empfehlung:

- Bei *Sitzbädern* gibt man auf 5 Liter Wasser 4 EL kalt gepresstes, möglichst frisches Leinöl. Da Wasser und Öl keine Verbindung eingehen, gießt man als Emulgator Milch dazu. Die Dauer der Anwendung soll 5 bis maximal 10 Minuten betragen, 1- bis 2-mal täglich.

Viele Frauen leiden unter immer wiederkehrenden Blasenentzündungen. Fast immer sind Bakterien Auslöser der Beschwerden.

Heilessig kann getrunken oder äußerlich aufgebracht werden. Dazu werden 500 ml Apfelessig mit je 50 g Liebstöckel, Thymian, Hauhechel und Goldrute versetzt und stehen gelassen. Nach 2 Wochen ist der Essig fertig. Gemüseessig ist ebenfalls wirksam. Dazu nimmt man zu gleichen Teilen Gurken, Kürbis, Rettich, Zwiebeln, jeweils etwa 250 g, und stellt den Essig her.

- Erfolgreich sind auch *Sitzbäder* mit *Sesamöl* und den ätherischen Ölen Teebaum-Lavendel-Manuka oder Teebaum-Lavendel-Myrte.
- Eine *Lösung* auf 100 ml warmem, abgekochtem Wasser, vermischt mit 6 Tropfen Teebaumöl und 6 Tropfen Manuka, kann jedes Mal nach dem Aufsuchen der Toilette mit einem Wattebausch sanft über die Öffnung der Harnröhre verteilt werden.
- Hilfreich ist es, 2-mal täglich den Unterleib zu massieren, und zwar mit einem *Massageöl* aus Traubenkernöl, Mandelöl und hochwertigen ätherischen Ölen wie Teebaumöl, Manuka und Weihrauch. Täglich mindestens 3 l Kräuter- oder *Blasentee* trinken, dazu abends ein warmes *Fußbad*.
- *Grapefruitkernextrakt* kann helfen, man soll 3-mal täglich 10 Tropfen in einem Glas Wasser trinken.
- *Auflagen* mit Heilerde und Eukalyptusöl bringen Linderung. Dazu Heilerdebrei mit 5 Tropfen Eukalyptusöl anreichern und an der schmerzenden Stelle auftragen. Ein Baumwolltuch darüber legen und mit einem erhitzten Kirschkernsäckchen abdecken.
- Auch *Meerrettichauflagen* wirken erleichternd, dazu 1 Stange Merrettich reiben und auf ein Baumwolltuch auftragen. Ein warmes Tuch darüber legen und mit Pflaster an die Baumwollauflage kleben. Das dünnere Gewebe auf die Blase legen.
- Zinnkraut, Haferstroh und *Heublumenbad* sind eine sinnvolle Ergänzung jeder Therapie.

Blutdruck, hoher (Hypertonie)

Hoher Blutdruck ist ein weit verbreitetes Problem und eine typische Zivilisationskrankheit, er zählt zu den heimlichen Leiden.

Er kann viele Jahre unerkannt bleiben und die Gefäße schädigen. Leider ahnen viele Menschen nicht einmal, dass sie behandelt werden müssten. Die Ursachen sind oft Spannungen des Blutgefäßsystems durch erbliche Anlage, körperliche Anstrengungen und seelische Unruhe. Langfristig können die Beschwerden zu gestörter Nierenfunktion führen. In jedem Fall bedarf es einer Behandlung durch einen Arzt. Eine Änderung der Lebensweise kann unter Umständen Hilfe bringen.

Pflanzliche Öle: Kürbiskernöl, Schwarzkümmelöl, Olivenöl, Johanniskrautöl

Ätherische Öle: Lavendel, Majoran, Ylang Ylang, Litsea, Melisse, Muskatellersalbei, Neroli, Orange, Mandarine, Rose, Jasmin, Schafgarbe, Kamille, Vetiver, Grapefruit

Meine Empfehlung:

- *Essen* Sie Fisch und ballaststoffreiche Nahrungsmittel mit hohem Vitamin-E-Gehalt. Mineralstoffreich sind Kartoffeln, frisches Obst, alle Gemüsesorten, Milch und Milchprodukte. Verwenden Sie Kürbiskernöl, Schwarzkümmelöl und Olivenöl in der Küche und planen Sie großzügig Kräuter und Gewürze ein. Knoblauch hat blutdrucksenkende Wirkung.
- Als *Nahrungsergänzung* schlage ich *Nachtkerzenölkapseln* vor. Lernen Sie, sich zu entspannen. Massageöl aus 50 ml Jojobaöl, 50 ml Johanniskrautöl, 10 Tropfen Lavendel, 5 Tropfen Majoran, 8 Tropfen Orange oder 8 Tropfen Ylang Ylang ist hilfreich.
- Eine weitere Mischung besteht aus 7 Tropfen Mandarine und 5 Tropfen Orange oder 8 Tropfen Neroli, 10 Tropfen Orange und 8 Tropfen Grapefruit. Diese Mischung kann auch als *Badeöl* verwendet werden.

Heilessig wird aus 500 ml Apfelessig, Olivenblättern, lila Knoblauch, Piment und 50 g Weißdorn oder je 250 g Äpfeln, Bananen und Erdbeeren bereitet.

Bluthochdruck, niedriger (Hypotonie)

Bei niedrigem Blutdruck sind Beschwerden wie Schwindel, Benommenheit, ständige Müdigkeit und Kältegefühl typische Symptome.

Pflanzliche Öle: Mohnblütenöl, Sonnenblumenöl

Ätherische Öle: Kampfer, Rosmarin, Wacholder, Salbei, schwarzer Pfeffer, Pfefferminze, Thymian, Ingwer, Koriander, Fenchel, Kiefer, Basilikum, Kümmel

Meine Empfehlung:

- Ein *Massageöl* aus 50 ml Mohnblütenöl, 50 ml Sonnenblumenöl, 3 Tropfen schwarzem Pfeffer, 10 Tropfen Rosmarin, 5 Tropfen Wacholder oder 5 Tropfen Ingwer, 10 Tropfen Kiefer, 4 Tropfen Salbei oder 4

Hypotonie gilt nicht als gesundheitsschädlich, aber der niedrige Blutdruck macht den Betroffenen das Leben schwer, weil sie nicht auf Trab kommen.

Auch frische Luft und Bewegung lindern die Beschwerden. Sinnvolle ergänzende Maßnahmen sind Sauna und warm-kalte Wechselduschen.

Tropfen Pfefferminze, 8 Tropfen Thymian und 3 Tropfen Fenchel.

- *Vitamin C* und *E* sollten Sie ausreichend zu sich nehmen. Essen Sie viel *Knoblauch*. Gewürze wie *Pfeffer*, Ingwer oder Koriander regen den Kreislauf an.
- Öfter verdünnten *Heilessig* trinken. Er besteht aus Paprika, Pfeffer, Chili, Rosmarin und getrocknetem Galgant, zu gleichen Teilen, jeweils etwa 50 g. Mit Basisessig übergießen und nach 2 Wochen verwenden.

Bronchitis

Chronische Bronchitis ist eine Langzeiterkrankung ohne Fieber, die durch Stress, Rauchen, Luftverschmutzung und Allergien verschlechtert wird. Akute Bronchitis muss ärztlich behandelt werden. Nur gesunde Ernährung mit viel Vitamin A und C kann die Abwehrkräfte des Körpers steigern.

Bronchitis ist eine Entzündung der Bronchialschleimhaut und entsteht meist in Verbindung mit fieberhaften Erkältungskrankheiten. Bakterien und Viren sind die Ursache dieser Erkrankung.

Ätherische Öle: Cajeput, Eukalyptus, Niaouli, Teebaum, Myrte, Pfefferminze, Manuka, Weihrauch, Zeder, Kamille, Kiefer, Thymian, Teebaum

Meine Empfehlung:

- Reiben Sie Brust, Hals und Rücken mit einer Mischung aus *wärmendem* und *schleimlösendem Öl* ein. Für die Herstellung des Öls nehmen Sie als Basis Sesamöl und versetzen es mit den ätherischen Ölen Myrte, Kiefer, Ysop oder Lavendel und mit Rosmarin oder Teebaum.
- *Zwiebelwickel* helfen dabei, Schleim zu lösen. Dafür Zwiebel in ein Baumwolltuch schneiden und in der Mitte anhäufen. Dann werden die Zwiebelringe so verteilt, dass sie die Brust bedecken können. Den *Wickel* im Rohr heiß werden lassen. Anschließend den Wickelinhalt mit dem Teigroller oder der flachen Hand quetschen, damit sich das Tuch mit Zwiebelsaft vollsaugt. Den Wickel auf die Brust legen und 2 bis 3 Stunden einwirken lassen.
- *Inhalieren* Sie mindestens 2-mal täglich mit Weihrauch, Teebaum oder Myrre. Auch *Inhalationen* mit Thymian, Salbei und Kamille bringen schnell Erleichterung. Dafür 2 EL Kamille, 3 EL Salbei und 2 EL Thymian mit Wasser zum Kochen bringen und ziehen lassen, den Dampf inhalieren.

- 10 Tropfen *Grapefruitkernextrakt* mit Wasser vermengen und 3-mal täglich trinken. Kindern gibt man den Extrakt in einigen Tropfen Honig.
- *Heilessig* wird aus 500 ml Apfelessig und je 60 g Haselwurz, Muskatnuss, Anis und Kreuzkümmel hergestellt. Der Obstessig soll Grapefruit, Äpfel, Holunder und Johannisbeere, je ¼ kg, enthalten; Gemüseessig soll aus je ¼ kg Karotten, Zwiebeln, Meerrettich und Rettich hergestellt werden.

2 gehackte *Zwiebeln* in ½ l Milch 15 Minuten kochen, mit Honig süßen und die Flüssigkeit über den Tag verteilt trinken.

Cholesterinwerte, erhöhte

Ein weit verbreitetes Problem in der heutigen Zeit sind die erhöhten Cholesterinwerte vieler Menschen. Sie sind auf den ausgiebigen Genuss von tierischen Fetten, Wurst, Fleisch oder Käse zurückzuführen.

Ein hoher Wert kann zu Schlaganfall, Herzinfarkt und Arteriosklerose führen.

Pflanzliche Öle: Distelöl, Kürbiskernöl, Leinsamenöl, Nachtkerzenöl, Schwarzkümmelöl, Olivenöl

Meine Empfehlung:

- Der Genuss von *Quitten* senkt den Cholesterinspiegel. Dies ist auf den hohen Pektingehalt der Früchte zurückzuführen, der, etwas geringer, auch in Äpfeln, Zitrusfrüchten und Beeren zu finden ist. Ihr Pektin wirkt 4- bis 5-mal stärker auf das Cholesterin als Kleie, die ebenfalls den Cholesterinspiegel senkt.
- Ersetzen Sie tierische Fette durch *pflanzliche Öle*. Nehmen Sie Nachtkerzenöl oder Schwarzkümmelöl ein. Kurmäßig sollte man 4 Wochen lang täglich 1 bis 2 TL Olivenöl oder Rapsöl, Sojaöl, Sonnenblumenöl oder Distelöl, Hanföl oder Leinöl zu sich nehmen.

Man hat herausgefunden, dass *Grapefruitsaft* den Cholesteringehalt im Blut senkt. 2-mal wöchentlich sollte man den Saft einer halben Grapefruit trinken.

Depressionen

Es gibt viele verschiedene Formen von Depressionen. Es ist wichtig, die Ursachen zu durchschauen und sich direkt mit ihnen auseinander zu setzen. Depressionen äußern sich durch Niedergeschlagenheit, Lustlosigkeit und Traurigkeit. Menschen, die unter einem depressiven Tief leiden, zeigen zunehmend eine passive Haltung. In der lichtarmen Jahreszeit treten die Anfälle von Schwermut häufig auf und verschwinden wieder bei den ersten Sonnenstrahlen. Eine Depression kann durch traumatische Ereignisse, aber auch durch anhaltende Schwierigkeiten finanzieller Art ausgelöst werden.

Pflanzliche Öle: Johanniskrautöl, Niembaumöl

Ätherische Öle: Bergamotte, Jasmin, Lavendel, Neroli, Melisse, Rose, Sandelholz, Wacholder, Weihrauch, Zypresse, Geranie, Kamille, Muskatellersalbei, Ylang Ylang, Patschuli

Meine Empfehlung:

Unterstützend soll man in lichtarmen Zeiten 2-mal wöchentlich in ein Solarium gehen. Die künstliche *Sonne* tut der Seele gut und vermittelt einen Vorgeschmack auf den nächsten Urlaub.

- Ernähren Sie sich gesund, gerade bei Niedergeschlagenheit ist dies wichtig. Auch sportliche Betätigung und *Entspannungsübungen* können Kraft und Energie geben.
- Eine spezielle *Duftlampenmischung* sind 5 Tropfen Bergamotte mit 4 Tropfen Mandarine und 4 Tropfen Orange. Diese Mischung wirkt stark stimmungsaufhellend und belebend auf Körper und Seele.
- Wenn sich die Depression durch Unruhe und Schlaflosigkeit äußert, dann probieren Sie 4 Tropfen Lavendel, 3 Tropfen Bergamotte, 2 Tropfen Zeder oder Sandelholz und 1 Tropfen Orange.
- Als Massage- und *Körperöl* sollte folgende Mischung verwendet werden: 50 ml Johanniskrautöl und 50 ml Macadamianussöl mit 10 Tropfen Orange, 15 Tropfen Lavendel und 5 Tropfen Geranie.
- Wirksam ist auch Basisöl mit 15 Tropfen Bergamotte, 10 Tropfen Lavendel und 10 Tropfen Majoran oder 100 ml Basisöl mit 3 Tropfen Kamille, 5 Tropfen Muskatellersalbei und 10 Tropfen Lavendel. Diese Mischungen können Sie auch als *Badezusatz* verwenden.

Diabetes

Die Zuckerkrankheit ist eine Störung des Stoffwechsels durch ungenügende Produktion des Hormons Insulin in der Bauchspeicheldrüse. Diabetes gehört zu jenen Krankheiten, die auf jeden Fall vom Arzt behandelt werden müssen. Die Inhaltsstoffe der Leinsaat und des Leinöls können den Blutzucker bei Diabetikern normalisieren. Forschungen haben ergeben, dass nicht nur der Blutzuckerspiegel gesenkt wurde, sondern vielmehr übten die Wirkstoffe eine allgemein regenerierende Wirkung auf die Bauchspeicheldrüse aus.

Pflanzliche Öle: Rapsöl, Sesamöl, Olivenöl, Nachtkerzenöl, Hanföl, Schwarzkümmelöl, Borretschsamenöl, Leinöl

Meine Empfehlung:

- Nur gesundes Speiseöl verwenden. In amerikanischen Studien wurde festgestellt, dass Rapsöl, Sesamöl und Olivenöl sehr vorteilhaft für Diabetiker sind. Diese Öle haben offenbar einen günstigen Einfluss auf die Regulierung des Blutzuckerspiegels. Das »schlechte« Cholesterin, verantwortlich für viele Zivilisationskrankheiten, wie auch Diabetes eine ist, wurde gesenkt und das »nützliche« Cholesterin, die HDL-Fette, wurden erhöht.
- *Aloe-vera-Saft* kann den Insulinbedarf senken.
- Ein *Badeöl* zur Unterstützung der Bauchspeicheldrüse ist Schwarzkümmelöl oder Olivenöl mit ätherischen Ölen wie Zitrone, Wacholder und Rosmarin.

Diabetes verändert den Stoffwechsel der Prostaglandine. Ein Enzym ist blockiert. Die Folge ist, dass im Körper zu wenig Gamma-Linolensäure zur Verfügung steht. Nachtkerzenöl gleicht diesen Mangel aus.

Durchfall

Darmentzündungen verschiedener Art, die durch Fehlernährung, Darminfektion oder Erkältung hervorgerufen werden können, führen manchmal zu Durchfall. Dieser ist nicht nur unangenehm, sondern kann von schmerzhaften Krämpfen begleitet sein.

Ätherische Öle: Geranie, Pfefferminze, Lavendel, Ingwer, Teebaum, Kamille, Eukalyptus, Neroli, Zypresse, Myrre, Rosmarin

Meine Empfehlung:

- Bei stressbedingtem Durchfall hilft ein warmes Bad. Auch *Massageöle* können sehr wirksam sein. Reiben Sie die Mischung mit sanften kreisenden Bewegungen im Uhrzeigersinn auf dem Unterleib ein. Bei akuten Durchfällen sollten Sie den Arzt zurate ziehen.
- Die *Massageölmischungen* bestehen aus je 25 ml Jojobaöl und Johanniskrautöl. Dazu fügt man entweder 6 Tropfen Lavendel, 6 Tropfen Geranie und 4 Tropfen Ingwer oder 3 Tropfen Lavendel, 6 Tropfen Fenchel und 4 Tropfen Neroli oder je 5 Tropfen Zypresse, Kamille und Lavendel hinzu.

Ätherische Öle sind bei Durchfall nützliche Helfer, da sie den Darm entspannen, antiseptische Wirkung besitzen und große Tiefenwirkung aufweisen.

Wärme tut gut: ein heißes *Kirschkernsäckchen* auf den schmerzenden Bereich und eine Wolldecke darüber breiten.

- Für warme *Kompressen* gibt man auf 1 l Wasser je 5 Tropfen Zypresse, 10 Tropfen Kamille und 4 Tropfen Lavendel.
- Als *Badezusatz* verwendet man 1 EL Johanniskrautöl, 4 Tropfen Ingwer, 3 Tropfen Geranie und 10 Tropfen Lavendel.
- *Heilerde* bindet schlechte Stoffe, man nimmt mehrere Gaben von 1 bis 3 TL Heilerde im Verlauf weniger Stunden ein. Am besten löst man die Heilerde in *Kräutertees* auf; Pfefferminz-, Salbei- und Kamillentee sind passend.
- Was sonst noch hilft: Tormentilltee, Heidelbeertee, Johanniskraut-Pfefferminz-Tee, Lapachotee, Salbeitee; *Grapefruitkernextrakt*: 3 bis 15 Tropfen auf 1 Glas Wasser, 3-mal täglich.
- *Heilessig* wird aus ½ l Apfelessig und je 60 g Pfefferminze, Tormentill, Walnussblättern, Anis, lila Knoblauch oder Zimt bereitet.

Ekzeme

Man muss den Typ des Allergens identifizieren, um ein Ekzem behandeln zu können.

Das Ekzem ist fast immer Ausdruck einer allgemeinen Störung, selbst wenn die Hautveränderungen nur geringfügig sind. Meist handelt es sich um Stoffwechselstörungen, Überempfindlichkeit gegen äußere oder innere Stoffe. Ein weiterer Anlass für Ekzeme sind Alkohol, Nikotin oder chronische Verstopfung. Ein Mangel an Fettsäuren begünstigt ebenfalls Ekzeme an verschiedenen Stellen. Es ist wichtig, die Ursache des Problems abzuklären.

Pflanzliche Öle: Aloe-vera-Öl, Nachtkerzenöl, Niembaumöl, Schwarzkümmelöl, Sojaöl, Ringelblumenöl, Hanföl, Hagebuttenkernöl

Ätherische Öle: Lavendel, Schafgarbe, Kamille, Geranie, Teebaum, Manuka, Weihrauch, Rose, Bergamotte, Neroli, Myrre

Meine Empfehlung:

Innerlich können *Nachtkerzenöl* und Schwarzkümmelöl unterstützend wirken.

- Bei der Behandlung von Hautkrankheiten kann Aloe-vera-Saft äußerlich wie innerlich angewendet werden. Die Haut wird mit Nährstoffen versorgt und das Zellwachstum neuer Hautzellen wird so angeregt.
- *Vollbäder* mit 3 EL Meersalz, 3 Tropfen Kamille, 3 Tropfen Laven-

del, 1 Tropfen Wacholder und 1 Tropfen Zypresse helfen. Hautpflegeöle sollen auf 50 ml Jojobaöl 5 Tropfen Geranie, 7 Tropfen Kamille und 3 Tropfen Lavendel enthalten.

- *Umschläge* mit Stiefmütterchen, Malve und Kamillentee sollen täglich mindestens 2 Stunden auf den betroffenen Stellen belassen werden.
- Eine *Hautkreme* wird aus dreierlei Öl, das heißt aus Lavendel, Ringelblume und Kamille, sowie aus Bienenwachs, Lanolin und Wasser gerührt. Dazu mengt man auf je 100 g neutrale Kreme 10 g Meersalz, bevorzugt aus dem Toten Meer. Diese Kreme 3-mal täglich auftragen.

Entgiftung und Entschlackung

Gerade gegen Winterende taucht oft das Gefühl auf, dass man etwas für den Körper machen sollte. Man will endlich die im Winter angesammelten Kilos loswerden. Die Zeit zwischen Januar und März ist besonders günstig für solche Unternehmungen.

Pflanzliche Öle: Rapsöl, Sonnenblumenöl, Hanföl, Distelöl, Olivenöl

Ätherische Öle: Wacholder, Zeder, Rosmarin, Lavendel, Geranie, Ingwer, Weihrauch, Neroli

Meine Empfehlung:

- *Pflanzenöl* wird im Mund etwa 10 bis 15 Minuten hin- und herbewegt, durch die Zähne gezogen und gekaut. Dadurch wird ein Reiz auf die Schleimhäute ausgeübt, die somit vermehrt Schadstoffe, Stoffwechselprodukte oder Bakterien absondern. Diese werden dann im Öl gebunden. Nun muss das Öl ausgespuckt werden. Auf keinen Fall sollte diese Flüssigkeit geschluckt werden, da sie mit Schadstoffen angereichert ist.
- *Öl kauen* zur Stärkung des Immunsystems soll man über einen längeren Zeitraum hinweg gleich am Morgen. Dazu nimmt man 1 EL Sonnenblumenöl, 5 Tropfen Nachtkerzenöl und 5 Tropfen Schwarzkümmelöl. Nach ¼ Stunde intensivem Kauen wird die Flüssigkeit ausgespuckt.

Besonders empfehle ich Ihnen das *Ölziehen*. In der letzten Zeit konnte ich feststellen, dass diese Art von Entgiftung, die ihre Wurzeln in der Ukraine hat, sehr gut bei den Menschen ankommt.

- Ein *Fitnessdrink* besteht aus 1 bis 2 TL kalt gepresstem Pflanzenöl, 1 bis 2 TL Zitronensaft oder Orangensaft und 1 Glas Wasser.
- Ein entschlackendes *Massageöl* besteht aus Jojobaöl und Wacholder, Rosmarin und Geranie. Zur *Straffung* der Haut versetzt man Jojobaöl mit Lavendel, Rose und Weihrauch. *Zellulitis* wird mit einer Mischung aus Salbei, Orange, Zitrone und Macadamianussöl behandelt.

Finger- und Fußnägel

Ein Kräutertee ist zur inneren Anwendung empfehlenswert. Man nimmt gleiche Teile Holunder, Brennnessel und Birkenblätter, übergießt mit kochendem Wasser und lässt 10 Minuten ziehen. 3 Tassen täglich sind ausreichend.

Nägel können brüchig und glanzlos werden und brechen bei der kleinsten Belastung ab, dann ist es Zeit für eine Kur von innen und außen.

Pflanzliche Öle: Kürbiskernöl, Rizinusöl, Olivenöl
Ätherische Öle: Teebaum, Manuka, Grapefruitkernextrakt

Meine Empfehlung:

- Eine Mischung aus den oben genannten Ölen tragen Sie 1-mal wöchentlich auf und lassen sie 30 Minuten einwirken. Wichtig sind auch eine gesunde Ernährung und kieselsäurehaltige *Nahrungsergänzungen*.
- Nagelpilz wird durch Betupfen der befallenen Stellen mit *Grapefruitkernlotion* behandelt. Sie wird aus Schwarzkümmelöl, Bienenwachs und Lanolin gerührt und mit den ätherischen Ölen Teebaum, Manuka und mit Grapefruitkernextrakt versetzt.

Fußprobleme

Ständige Probleme mit den Füßen können auch psychische Ursachen haben.

Ständig kalte Füße lassen auf niedrigen Blutdruck schließen. Fußpilz ist eine ansteckende Pilzinfektion. Die Ursache von Fußschweiß ist eine verstärkte, krankhafte Schweißabsonderung an den Füßen durch Schilddrüsenüberfunktion, Kreislaufstörungen, Stoffwechselstörungen, schlechtes Schuhwerk und mangelnde Fußpflege.

Ätherische Öle: *kalte Füße*: Rosmarin, Wacholder, Ingwer, Pfeffer, Sandelholz, Angelikawurzel; *Fußpilz*: Teebaum, Myrre, Manuka, Lavendel; *Fußschweiß:* Salbei, Tanne, Zypresse

Meine Empfehlung:

- Ein *Fußbadesalz* für kalte Füße besteht aus 2 EL Meersalz, 4 Tropfen Rosmarin, 4 Tropfen Wacholder oder 3 Tropfen Ingwer, 3 Tropfen schwarzem Pfeffer und 2 Tropfen Angelikawurzel.
- Schweißfüße bekommen eine *Massage* mit dem Gemisch aus 1 EL Sonnenblumenöl oder Olivenöl, 4 Tropfen Tanne und 4 Tropfen Zypresse oder 3 Tropfen Salbei, 2 Tropfen Tanne und 3 Tropfen Zypresse.
- Als Gegenmittel bei Schweißfüßen *Heilerde* in wenig Wasser einrühren, bis ein schlammiger Brei entstanden ist. Etwa 15 Minuten darin Wasser treten. Anschließend die Heilerde locker abstreifen und den Rest antrocknen lassen.
- Bei Fußpilz etwas Wasser mit Backpulver anrühren und auf die betroffenen Stellen auftragen. 3 Minuten einwirken lassen. Danach Salbei-Teebaum-Puder auftragen. Es hilft als Lotion aus Grapefruitkernextrakt (siehe Nagelpilz).
- 20-minütige Fußbäder mit Salz aus dem Toten Meer können auch sehr gut helfen.

Sorgen Sie für bessere Durchblutung durch *Sport* oder *Sauna*. Bei Fußpilz nach dem Waschen gut abtrocknen und Baumwollsocken, Lederschuhe, öfter auch Sandalen tragen.

Grippe

Der Begriff wird oft auf ein ganzes Spektrum von Virusinfektionen angewendet. Alle Erscheinungsformen zeigen gleichzeitig Fieber, Gliederschmerzen, Erschöpfung, Husten, Halsweh oder Schnupfen an.

Ätherische Öle: Eukalyptus, Cajeput, Teebaumöl, Manuka, Pfefferminze, Latschenkiefer, Wacholder, Rosmarin, Lavendel, Ingwer, Thymian, Bergamotte, Majoran, Salbei, Niaouli

Meine Empfehlung:

- Solange man unter dieser Krankheit leidet, sollte man viel *trinken*, vor allem Pfefferminztee oder Holundertee. Bei den ersten Anzeichen einer Grippe nehmen Sie ein heißes *Bad* mit 8 bis 10 Tropfen Teebaumöl oder Manuka und gehen anschließend gleich zu Bett.
- Geben Sie Teebaumöl, Eukalyptus und Rosmarin in die *Duftlampe*.

Grippe ist eine durch kleinste Krankheitserreger, so genannte Viren, hervorgerufene Erkrankung, die als ansteckende Krankheit in Epidemien auftritt.

Zur Mobilisierung des Immunsystems soll viel Knoblauch gegessen werden, außerdem Vitamin-C-haltiges Obst und Gemüse.

- Als *Massageöl* für Nacken, Fußsohlen und Brust eignet sich Teebaumöl, Manuka und Zitrone oder Cajeput, Wacholder und Rosmarin.
- Zur Entgiftung empfiehlt sich *Ölkauen*, 10 bis 15 Minuten lang. Man mische 100 ml Sonnenblumenöl, 25 ml Schwarzkümmelöl und 25 ml Nachtkerzenöl.
- Als fiebersenkende Maßnahme ist der *Wadenwickel* mit Essigwasser angebracht.

Hämorriden

Obwohl viele Menschen davon betroffen sind, leidet jeder still vor sich hin, in der Hoffnung, es möge bald vorübergehen. Bei sorgfältiger Behandlung können Hämorriden für lange Zeit oder sogar für immer verschwinden.

Bei Hämorriden handelt es sich um Blutadernerweiterungen des Venengeflechts des Afters. Die Ursachen sind chronische Verstopfung, sitzende Lebensweise, Blutstauungen im Bauchraum, Entzündungsprozesse der Unterleibsorgane oder Schwangerschaft. Hämorriden können entsetzlich wehtun, sie jucken oder bluten, schlimmstenfalls ist eine Operation angebracht.

Pflanzliche Öle: Aloe-vera-Öl, Schwarzkümmelöl, Niembaumöl

Ätherische Öle: Zypresse, Geranie, Schafgarbe, Myrte, Myrre, Weihrauch, Zeder, Wacholder, Lavendel, Majoran

Meine Empfehlung:

- *Essen* Sie ballaststoffreiche Kost wie Kleie- und Vollkornbrot, Salate und Obst, dies trägt zur Reinigung des Verdauungstraktes bei.
- Um den Darm sanft zu entgiften, trinken Sie 4 Wochen lang einen *Fitnessdrink* aus 1 EL Leinöl, 1 EL Orangensaft oder Zitronensaft und 1 Glas Wasser.
- Zur Vorbeugung und Linderung der Symptome mischen Sie eine *Salbe*, zu der Sie Myrte-Geranie oder Zypresse-Schafgarbe oder Weihrauch-Zypresse hinzufügen und wann immer nötig auf den Analbereich auftragen.
- Nehmen Sie ein *Sitzbad* mit den oben angegebenen Ölen. Sitzbäder mit Eichenrinde können sehr hilfreich sein, sie müssen mindestens 10 Minuten dauern.

Haarprobleme

Haarausfall betrifft vor allem Männer und Frauen in vorgerücktem Alter. Medikamente und bestimmte Krankheiten können auch zu Haarausfall führen. Vor allem schleichender Haarausfall kann ein Zeichen für eine Überbelastung des Körpers mit Giftstoffen sein.

Beachten Sie die Rezepte im Rezeptteil.

Haarausfall:

Pflanzliche Öle: Weizenkeimöl, Olivenöl, Hanföl, Maiskeimöl, Walnussöl, Avocadoöl, Mandelöl

Ätherische Öle: Teebaum, Rosmarin, Thymian, Zeder, Lavendel, Kamille, Wacholder, Schafgarbe

Fettes Haar:

Wird durch eine Überproduktion der Talgdrüsen hervorgerufen. Zu viele gesättigte Fettsäuren können die Talgdrüsen auf der Kopfhaut in unerwünschter Weise anregen.

Ätherische Öle: Bergamotte, Zeder, Zypresse, Sandelholz, Zitrone, Limette, Grapefruit, Wacholder, Lavendel, Schafgarbe

Trockenes Haar:

Trockenes, geschädigtes Haar neigt dazu, matt, kraus und widerspenstig zu werden.

Pflanzliche Öle: Jojobaöl, Rizinusöl, Olivenöl, Sesamöl, Sonnenblumenöl, Erdnussöl, Distelöl, Sanddornöl

Ätherische Öle: Lavendel, Ylang Ylang, Kamille, Rosmarin, Teebaum, Schafgarbe, Rose, Geranie

Halsbeschwerden

Die Entzündungen der Schleimhäute in Mund und Rachen können sehr schmerzhaft sein.

Halsschmerzen treten meist in Verbindung mit anderen Atemwegsinfektionen auf.

Ätherische Öle: Cajeput, Teebaum, Manuka, Thymian, Salbei, Myrte, Zitrone, Kiefer, Lavendel

Meine Empfehlung:

❖ Bei Beschwerden können Sie auf Vitamin C, Schwarzkümmel-

Morgendliches Spülen des Mundraumes mit Leinöl, Nachtkerzenöl, Schwarzkümmelöl unterstützt die Entgiftung und Entschlackung des Körpers und stärkt das Immunsystem.

ölkapseln, Knoblauchkapseln, Nachtkerzenölkapseln zurückgreifen. Ich konnte mich selbst davon überzeugen, welche Linderungen diese *Nahrungsergänzungen* bringen.

- Sehr wirksam sind *Gurgellösungen* mit Teebaum und Manuka. Weitere Gurgellösungen bereitet man aus 1 Tropfen Manuka, 2 Tropfen Zitrone oder Salbei, Thymian und Teebaum.
- Einreibungen oder *Halswickel* gegen Schluckbeschwerden macht man mit Niembaumöl, Manuka und Teebaumöl.
- Für *Inhalationen* gibt man in dampfendes Wasser 1 Tropfen Cajeput, 2 Tropfen Manuka und 1 Tropfen Teebaumöl.

Hautprobleme

Für die unterschiedlichen Probleme der Haut müssen pflanzliche Öle gezielt ausgewählt und abgestimmt werden.

Beachten Sie die Rezepte im Rezeptteil.

Trockene, rissige, schuppige Haut:

Pflanzliche Öle: Aloe-vera-Öl, Aprikosenkernöl, Avocadoöl, Haselnussöl, Jojobaöl, Kürbiskernöl, Leinsamenöl, Mandelöl, Nachtkerzenöl, Niembaumöl, Olivenöl, Sanddornöl, Schwarzkümmelöl, Sesamöl, Weizenkeimöl

Ätherische Öle: Myrte, Patschuli, Lavendel, Kamille, Benzoe, Teebaum, Rose, Sandelholz, Geranie

Fette Haut:

Pflanzliche Öle: Jojobaöl, Aprikosenkernöl, Distelöl, Hagebuttenkernöl, Hanföl, Haselnussöl, Sanddornöl, Weizenkeimöl, Traubenkernöl, Sonnenblumenöl

Ätherische Öle: Teebaum, Bergamotte, Geranie, Lavendel, Rosmarin, Zypresse, Zeder, Kamille, Sandelholz, Muskatellersalbei

Narbige Haut:

Narben entstehen vor allem durch Verbrennungen oder tiefe Wunden, infizierte Furunkel, Pickel oder Abszesse. Verbreitet sind auch Dehnungsstreifen nach einer Schwangerschaft.

Pflanzliche Öle: Borretschsamenöl, Weizenkeimöl, Jojobaöl, Hagebuttenkernöl, Aprikosenkernöl
Ätherische Öle: Rose, Weihrauch, Lavendel, Neroli, Sandelholz, Palmarosa

Herpes

Herpes ist eine Virusinfektion, die sich nicht mit Antibiotika beseitigen lässt. Die Bläschen brennen und jucken meist. Eine Herpesinfektion ist äußerst ansteckend. Die Viren werden dann aktiv, wenn das Immunsystem geschwächt ist.

Pflanzliche Öle: Weizenkeimöl, Johanniskrautöl, Niembaumöl, Walnussöl, Haselnussöl, Mandelöl, Ringelblumenöl
Ätherische Öle: Teebaum, Manuka, Melisse, Kamille, Lavendel, Myrre, Geranie, Bergamotte

Meine Empfehlung:

- Beim ersten Jucken der Lippen sollten die Stellen mit Manuka oder Teebaumöl betupft werden.
- Wenn die Lippen rissig geworden sind, betupft man sie mit einem *Öl-Essenz-Gemisch*, z. B. mit einer Mischung aus 25 ml Weizenkeimöl, 5 Tropfen Manuka und 5 Tropfen Teebaumöl oder der Mischung von 10 ml Haselnussöl mit 5 Tropfen Melisse.

Erkältungskrankheiten, Hitze, Kälte, Stress und Anspannung können Auslöser von Herpesbeschwerden sein. Ergänzen Sie die Nahrung mit Vitamin C und B, frischem Obst und Gemüse.

Herpes genitalis

Diese Infektion wird beim Sexualkontakt übertragen. Im Allgemeinen geht man davon aus, dass er schon nach der ersten geschlechtlichen Übertragung für immer im Organismus bleibt.

Ätherische Öle: Teebaum, Lavendel, Myrre, Manuka, Rose, Melisse, Kamille, Zitrone, Sandelholz, Grapefruit

Meine Empfehlung:

- Stellen Sie eine Lösung aus 50 ml Wasser, 6 Tropfen Teebaumöl und 6 Tropfen Manuka her. *Spülen* Sie den Genitalbereich damit öfter, um Reizungen zu lindern und die Infektion in Schach zu halten.

Die Beschwerden können sich wochenlang hinziehen. Stärken Sie Ihr Immunsystem mit Knoblauch, Vitamin B, C, Nachtkerzenöl und Schwarzkümmelöl.

Hexenschuss und Ischias

Ischias ist eine Veränderung an der Wirbelsäule mit Einengung der Austrittsstelle des Nervs aus den Wirbellöchern.

Ursachen von Hexenschuss sind Muskelrheumatismus der Rückenmuskulatur, verunstaltende Gelenksveränderungen der Wirbelsäule, Bandscheibenschäden oder Bandscheibenvorfall. Auch durch Druck von geschädigten Zwischenwirbelscheiben, Verkühlungen, Überanstrengung, Stuhlverstopfung, Stoffwechselstörungen und Vitamin-B-Mangel kann es zu Ischialgie kommen.

Pflanzliche Öle: Johanniskrautöl, Niembaumöl, Olivenöl, Kürbiskernöl, Arnikaöl, Bucheckernöl, Aloe-vera-Öl

Ätherische Öle: Teebaumöl, Manuka, Angelika, Lavendel, Schafgarbe, Kiefer, Eukalyptus, Pfefferminze, Speiklavendel, Wacholder, Rosmarin, Ingwer

Warme Heilerdewickel und Heilerdebäder verschaffen Erleichterung.

Meine Empfehlung:

- Als Ergänzung zur täglichen Kost sind Nachtkerzenöl und Schwarzkümmelöl über einen Zeitraum von 3 Monaten sehr zu empfehlen. In der Küche sollten kalt gepresste Öle wie Walnussöl, Leinöl, Hanföl und Rapsöl vermehrt eingesetzt werden.

Hornhaut, Hühneraugen

Ein Mangel an Vitamin A kann das Anwachsen abgestorbener Zellen verursachen.

Hühneraugen und Schwielen finden sich auf Zehen und Fußballen. Ein Hühnerauge kann nach innen wachsen und auf tiefere Hautschichten drücken. Dadurch werden Schmerzen verursacht.
Hornhaut bildet sich auf stark belasteter Haut. An Fersen kann es zu Rissen kommen, die tief ins Fleisch gehen, bluten und schmerzen.

Pflanzliche Öle: Kürbiskernöl, Olivenöl, Rizinusöl, Kamillenöl, Ringelblumenöl, Avocadoöl

Atherische Öle: Teebaum, Lavendel, Tagetes, Karottensamen, Manuka, Kamille

Auch *Bäder* mit Apfelessig, Meersalz und Teebaumöl können hilfreich sein.

Meine Empfehlung:

- Bei Hühneraugen kann man Teebaumöl und Manuka auftragen und anschließend ein *Pflaster* darüber geben. Nützlich können auch leichte *Kompressen* aus Leinöl sein. Sie können auch eine Zwiebelscheibe auf das Hühnerauge binden, am besten mit einem Mullverband. Lassen Sie die Scheibe so lange auf dem Hühnerauge, bis sich der Kern löst. Danach gönnen Sie sich ein *Fußbad* mit Lavendel, Teebaum und Kamille.

- Bei Hornhaut sollte man Teebaum und Manuka zu einer *Kreme* verarbeiten und täglich auftragen. Es hilft aber auch eine Kreme aus 25 ml Kürbiskernöl, 10 ml Avocadoöl, 10 ml Ringelblumenöl, 5 ml Olivenöl, 7,5 g Lanolin, 3 g Bienenwachs, 20 Tropfen Lavendel und 10 Tropfen Kamille.

Insektenstiche

Insektenstiche verursachen Schwellungen, Entzündungen und starken Juckreiz. Sie können harmlos bis lebensbedrohlich sein.

Pflanzliche Öle: Aloe-vera-Öl, Niembaumöl, Schwarzkümmelöl, Rizinusöl

Ätherische Öle: Lavendel, Teebaum, Kamille, Melisse, Manuka

Meine Empfehlung:

- Um Insekten vom Haus fern zu halten, geben Sie ätherische Öle wie Zeder, Lavendel, Geranie, Lemongras, Zitronella, Pfefferminze, Thymian oder Eukalyptus in eine *Aromalampe*.
- Betupfen Sie betroffene Hautstellen mit reinem *Grapefruitkernextrakt*.
- Eine *Auflage* mit Kohlblättern, die leicht gequetscht werden, damit der Saft austritt, wirkt abschwellend und entzündungshemmend.

Über den Stachel gelangen Pestizide und Insektizide in die Haut. Hilfreich sind *Einreibungen* mit einer aufgeschnittenen Zwiebel, anschließend ein kaltes *Kirschsteinsäckchen* auflegen.

Koliken

Warme Leinölkompressen und Rizinusölkompressen bringen Linderung.

Knochen, Muskeln und Gelenke

Verstauchungen und Zerrungen:

Pflanzliche Öle: Ringelblumenöl, Arnikaöl

Ätherische Öle: Speiklavendel, Lavendel, Kamille, Kiefer, Rosmarin, Thymian, Majoran, Eukalyptus

Muskelschmerzen:

Pflanzliche Öle: Johanniskrautöl, Olivenöl, Schwarzkümmelöl, Niembaumöl, Sojaöl, Kürbiskernöl

Ätherische Öle: Majoran, Rosmarin, schwarzer Pfeffer, Kamille, Lavendel, Ingwer, Kiefer, Wacholder, Grapefruit, Bergamotte

Krämpfe:

Pflanzliche Öle: Johanniskrautöl, Olivenöl, Schwarzkümmelöl, Niembaumöl, Sojaöl, Kürbiskernöl

Ätherische Öle: Rosmarin, Muskatellersalbei, Majoran, schwarzer Pfeffer, Lavendel, Ingwer, Kamille, Koriander, Kiefer, Bergamotte

Kopfschmerzen/Migräne

Der Kopfschmerz ist ein Alarmsignal des Körpers für das Vorhandensein einer anderen Störung. Spannungskopfschmerz ist die häufigste Form dieser Beschwerden.

Sie können als Begleiterscheinung einiger Krankheiten und bei Wetterumschwüngen auftreten, aber auch bei Aufenthalt in schlecht gelüfteten Räumen oder bei langer, konzentrierter Arbeit. Auslöser solcher Beschwerden können auch psychische Probleme sein. Der Schmerz kann sich über die ganze Schädeldecke verteilen, meist sind zugleich Nacken und Schulter verspannt. Ständig wiederkehrende Beschwerden können auch durch eine Nahrungsmittelallergie ausgelöst werden.

Pflanzliche Öle: Johanniskrautöl, Kürbiskernöl, Niembaumöl, Olivenöl, Schwarzkümmelöl, Aprikosenkernöl, Jojobaöl

Ätherische Öle: Rosmarin, Pfefferminze, Lavendel, Majoran, Kamille, Rose, Eukalyptus, Zitrone

Meine Empfehlung:

- Migräne kann durch Schokolade, Käse, Alkohol, Zitrusfrüchte, Essig, Koffein, Jogurt, Hefe ausgelöst werden. Entspannende pflanzliche Heilmittel sind *Tees* aus Kamille, Hopfen, Linde und Zitronenmelisse.
- Pflanzliche Öle in Verbindung mit ätherischen Ölen sind hocheffiziente natürliche *Schmerzmittel*.

- Gegen Kopfschmerzen gibt es eine Vielzahl von *Naturheilverfahren*, z. B. Akupressur, Akupunktur, Homöopathie, Bachblütentherapie.
- Wer häufig unter Kopfschmerzen leidet, bereitet sich folgende Mischung vor: 5 ml Niembaumöl, 5 ml Johanniskrautöl, 10 ml Schwarzkümmelöl, 20 Tropfen Pfefferminzöl.
- Im *Vollbad* werden 2 EL Johanniskrautöl, 2 Tropfen Rosmarin, 4 Tropfen Lavendel und 1 Tropfen Rose aufgelöst.
- Eine *Topfenauflage* für die Stirn leitet entzündliche Stoffe ab, wirkt abschwellend und schmerzlindernd.

Wissenschaftliche Untersuchungen haben ergeben, dass *Pfefferminzöl* Spannungskopfschmerz genauso beseitigt wie Schmerztabletten.

Krampfadern

Die geschlängelten, dunkelblauen, wurmförmigen Erweiterungen der Beinvenen an Oberschenkeln und Unterschenkeln treten besonders häufig während der Schwangerschaft auf.

Pflanzliche Öle: Distelöl, Hanföl, Leinöl, Aloe-vera-Öl, Niembaumöl, Hagebuttenkernöl, Schwarzkümmelöl

Ätherische Öle: Zypresse, Geranie, Schafgarbe, Rose, Zeder, Weihrauch, Myrre

Erweiterte Venen sind durch mangelnde Durchblutung verursacht.

Meine Empfehlung:

- Förderung des Kreislaufs durch vollwertige, vitaminreiche Ernährung; *Stuhlregelung* durch Rohkost und Obst; kreislaufanregende *Gymnastik* und *Massage* des Körpers. Ergänzend Vitamin C, E und Nachtkerzenöl zu sich nehmen. Dauerhaft 1 EL Leinöl oder Hanföl zu sich nehmen.
- Kochen Sie mit Olivenöl, Haselnussöl, Sesamöl und Rapsöl. Nehmen Sie *Schüssler-Salz* Nr. 1 D_{12}. Auf Dauer 2-mal täglich 2 Stück langsam im Mund zergehen lassen.
- Zypresse und Rose kräftigen vorbeugend Blutgefäße und verhindern krankhafte Erweiterungen.
- Empfehlenswert sind *Bäder* mit Aloe-vera-Öl, Schwarzkümmelöl, Distelöl, Zypresse-Geranie oder Zypresse-Rose und Einreibungen mit Aloe-vera-Öl, Hagebuttenkernöl, Schwarzkümmelöl, Weihrauch, Rose-Geranie oder Rosmarin-Zypresse-Rose. Venen dürfen niemals massiert werden.

Legen Sie bei Beschwerden vor dem Zubettgehen einen *Wickel* mit körperwarmem Leinöl an, lassen Sie die Inhaltsstoffe einwirken.

In der Küche sollten folgende Öle nicht mehr fehlen: Distelöl, Weizenkeimöl, Hanföl, Leinöl.

Krebs

Meine Empfehlung:

- *Leinöl* soll eine günstige Wirkung bei Brustkrebs haben. Es wäre sinnvoll, Leinöl zur Vorsorge und unterstützend zur ärztlichen Therapie in der Nachsorge als diätisches Mittel in die Ernährung zu integrieren.
- *Sanddornöl* wird zur Vor- und Nachsorge bei Strahlenbehandlung in der Krebsbehandlung verwendet. Es fördert die Abwehrkraft, unterdrückt die krank machenden Keime und dichtet die Zellmembran ab. Die regelmäßige Einnahme von *Schwarzkümmelöl* und *Nachtkerzenöl* stärkt das Immunsystem und kann Krebszellen zerstören.

Der Kreislauf wird von unserem vegetativen Nervensystem dirigiert.

Kreislaufprobleme

Die Ursache für Störungen kann niedriger Blutdruck oder das Wetter sein. Die Folge sind Antriebsschwäche und verminderte Leistungsfähigkeit.

Pflanzliche Öle: Kürbiskernöl, Erdnussöl
Ätherische Öle: Zitrone, Melisse, Lavendel, Minze, Rosmarin, Thymian, Salbei, Bergamotte, Geranie, Basilikum, Rose

Sehr hilfreich ist es, auf gesunde Ernährung zu achten und für tägliche Bewegung zu sorgen.

Leber und Galle

Die Leber ist in sämtliche physiologische Abläufe des Organismus eingebunden. Die Galle ist mitverantwortlich für unsere Verdauung. Galle und Leber bilden eine Einheit. Störungen der Leber äußern sich in Hautproblemen, Erschöpfung oder Verdauungsproblemen. Schwere Leberleiden und Beschwerden der Bauchspeicheldrüse müssen unbedingt vom Arzt behandelt werden.

Pflanzliche Öle: Schwarzkümmelöl, Nachtkerzenöl, Olivenöl
Ätherische Öle: Karottensamen, Rose, Rosmarin, Zitrone, Grapefruit, Teebaum, Eukalyptus

Meine Empfehlung:

- Als *Bad* 8 bis 10 Tropfen eines der oben genannten Öle ins Wasser geben. *Massageöl* aus 50 ml Johanniskrautöl mit 5 Tropfen Grapefruit, 5 Tropfen Rosmarin und 5 Tropfen Zitrone oder Kamille.

Lymphsystem, Lymphstau

Die Lymphe hat vielseitige Funktionen, sie ist zuständig für den Transport der Flüssigkeiten, die Infektionsabwehr und Entgiftung des Körpers. Geschwollene Lymphdrüsen sind ein Alarmzeichen des Körpers.

Pflanzliche Öle: Walnussöl, Rizinusöl

Magen- und Darmprobleme

Beschwerden resultieren oft aus ungesunder, falscher Ernährung. Sie können aber auch durch Infekte oder Erkrankungen hervorgerufen werden.

Bei vielen Menschen schlagen sich Kummer, Sorgen und Stress auf den Magen. Die Folgen sind ein Reizmagen, Magenschmerzen, Sodbrennen und Verdauungsstörungen. Die Umstellung auf basenreiche Kost mit viel Gemüse und Pflanzenölen, wenig Fleisch und wenig Süßigkeiten bringt Hilfe. Sanfte Entgiftung mit Olivenöl, Rapsöl, Schwarzkümmelöl oder Johanniskrautöl ist besonders wirksam.

Pflanzenöle: Schwarzkümmelöl, Olivenöl, Leinsamenöl, Rizinusöl bei Verstopfung, Nachtkerzenöl

Ätherische Öle: bei Magenschleimhautentzündung Kamille, Geranie; bei Schmerzen und Verdauungsstörungen Basilikum, Ingwer, Fenchel, Kamille, Lavendel, Majoran, Melisse, Rosmarin, Weihrauch

Meine Empfehlung:

- Durch äußere Anwendung wie *Massagen* und *Kompressen* mit ätherischen Ölen können Magen- und Darmprobleme wirksam bekämpft werden.
- *Heilerde* kann auch sehr hilfreich sein.
- Heiße *Kompressen* mit Leinöl sorgen für gute Durchblutung, lösen Verkrampfungen und beseitigen krampfartige Schmerzen.

Bei Menstruationsbeschwerden helfen ätherische Öle auf natürliche Weise. Sie sind in der Lage, auf die psychische wie auch auf die physische Ebene zu wirken. Während der Periode leiden viele Frauen unter starken Bauchkrämpfen.

Menstruationsbeschwerden

Dismenorrhö:

Sie äußert sich durch leichte bis heftige Krämpfe im Unterleib. Sie wird ausgelöst durch Krämpfe der Gebärmutter.

Pflanzenöle: Nachtkerzenöl, Macadamianussöl, Johanniskrautöl

Ätherische Öle: Kamille, Muskatellersalbei, Lavendel, Rose, Majoran, Melisse, Muskat, Geranie, Neroli, Pfefferminze, Ingwer, Rosmarin

Hypermenorrhö:

So nennt man die extrem starke und lang anhaltende Menstruation. Sie kann Gründe haben wie Wucherungen an Gebärmutter, Stress, zu viel Sport und Muskelverspannung.

Ätherische Öle: Zypresse, Geranie, Rose, Schafgarbe, Kamille, Lavendel

Amenorrhö:

Sie kann sich durch völliges Ausbleiben der Periode über einen längeren Zeitraum oder durch schwache bzw. fehlende Blutungen äußern.

Ätherische Öle: Angelika, Karottensamen, Selleriesamen, Majoran, Myrre, Rose, Spanischer Salbei, Fenchel, Ysop; krampflösend: Muskatellersalbei, Rose, Jasmin, Römische Kamille, Zypresse, Majoran, Lavendel

Meine Empfehlung:

Reinigend, entgiftend: Wacholder, Cistrose.

- Gegen unregelmäßige Periode: Rose, Melisse, Muskatellersalbei.
- Nehmen Sie Ihren Lebensstil genau unter die Lupe, meiden Sie
- Stress. Warme *Kräutertees* können helfen, die Beschwerden zu lindern, zum Beispiel Anis, Fenchel, Melisse, Kamille, Schafgarbe, Ringelblume, Hagebutte, Himbeerblatt.

Vitamin C, E und Nachtkerzenölkapseln sind weitere *Nahrungs-*
- *ergänzungen*.

Mund und Zähne

Zahnschmerzen und -abszess:

Ätherische Öle: Nelke, Teebaum, Thymian, Lavendel, Kamille, Pfefferminze, Manuka, Myrre

Mundschleimhautentzündung:

Ätherische Öle: Geranie, Myrre, Salbei, Teebaum, Manuka, Zitrone

Zahnfleischentzündung:

Ätherische Öle: Rose, Thymian, Nelke, Teebaum, Fenchel, Myrre, Geranie, Manuka

Mundgeruch:

Ätherische Öle: Minze, Kardamom, Manuka, Thymian, Fenchel, Ingwer

Mundgeschwüre:

Ätherische Öle: Zypresse, Teebaum, Myrre, Manuka

Meine Empfehlung:

- Bei Mundschleimhautentzündung, den so genannten Aphten, kann man *Ölkauen* mit Sanddornextraktöl, Sesamöl und Sonnenblumenöl praktizieren.
- Viel versprechend ist auch Ölziehen mit Schwarzkümmelöl, Sonnenblumenöl und Leinöl. Dazu nimmt man 1 EL Sonnenblumenöl und einige Tropfen Schwarzkümmelöl. Diese Mischung muss 10 bis 15 Minuten im Mund bleiben und soll dabei immer wieder kräftig durch die Zähne gesaugt werden. Danach die Flüssigkeit ausspucken und den Mund ausspülen.

Die häufigsten Arten von Entzündungen entstehen durch mechanische Reizung. Eine weitere Ursache ist ein Bläschenausschlag des Mundes, verursacht durch Virusinfektion. Aphtöse Mundentzündung wird durch Krankheitserreger verursacht.

Ein traditionelles Rezept gegen Zahnschmerzen besteht aus einem Tropfen Gewürznelkenöl, den man auf einen Wattebausch träufelt und auf den Zahn legt.

Neuralgien

Neuralgien sind Nervenschmerzen, die sich unterschiedlich äußern können. Es können ziehende, reißende oder brennende, anfallsweise oder dauernd auftretende Schmerzen im Bereich der Nerven sein. Sie können die gesamte Länge des Nervs oder einen einzelnen Punkt auf der Hautoberfläche betreffen. Häufig verschlimmern sich die Schmerzen im Bett, zu bestimmten Tageszeiten oder nach körperlicher Bewegung. Bei Ischias strahlt der stechende Schmerz entlang eines Abschnitts des Nervs aus, der von der Lendenwirbelsäule über Gesäß, Oberschenkel, Wade bis zum Fuß verläuft.

Pflanzliche Öle: Weizenkeimöl, Johanniskrautöl, Nachtkerzenöl, Aloe-vera-Öl, Borretschsamenöl

Ätherische Öle: Rosmarin, Pfefferminze, Majoran, Ingwer, Kamille, Lavendel

Meine Empfehlung:

- Verwenden Sie pflanzliche Öle in der *Küche*. *Essen* Sie viel faserreiche Kost, Blattgemüse, Obst. Sinnvoll sind auch entspannende *Kräuter* wie Hopfen, Baldrian, Pfefferminze, Melisse.
- *Rosmarinöl* kann Beschwerden bei Ischias und Neuralgien erheblich lindern.
- Ein Vollbad mit 8 bis 10 Tropfen der empfohlenen ätherischen Öle im Wasser kann helfen.
- Als *Massageöl* verwendet man Johanniskrautöl mit Lavendel und Rosmarin oder Majoran oder Johanniskrautöl mit Lavendel und Pfefferminze.

Das Enzym Delta 6 Desaturase, welches die Linolsäure zur Gamma-Linolensäure umbaut, arbeitet beim Neurodermitiker nicht richtig. In seinem Körper hat er eine zu hohe Konzentration der Linolsäure und zu wenig Gamma-Linolensäure. Dem Körper fehlt diese Fettsäure und dies äußert sich in Beschwerden.

Neurodermitis

Manchmal wird in diesem Zusammenhang von einem Mangel an bestimmten Stoffen gesprochen, die die Krankheit auslösen, zumindest aber verschlimmern können.

Im Volksmund wird Neurodermitis auch Juckflechte genannt. Die Ursachen für den Ausbruch von Neurodermitis sind bis heute nicht restlos geklärt. Mit Sicherheit spielen Veranlagung, psychischer Stress und Umwelteinflüsse eine entscheidende Rolle. Die Krankheit äußert sich durch trockene, schuppige und extrem juckende Flecken auf der Haut. Bläschenbildung ist besonders an Armen, Armbeugen, Kniekehlen, im Gesicht, Nacken und am Gesäß zu beobachten. Neurodermitis sollte bereits im Anfangsstadium sorgsam behandelt werden.

Pflanzliche Öle: Sojaöl, Schwarzkümmelöl, Nachtkerzenöl, Aloe-vera-Öl, Avocadoöl, Weizenkeimöl, Niembaumöl, Hanföl, Johanniskrautöl

Ätherische Öle: Lavendel, Kamille, Geranie, Neroli, Sandelholz, Schafgarbe, Weihrauch, Myrre, Manuka, Teebaum, Zypresse, Immortelle, Rose, Melisse

Meine Empfehlung:

- Durch die Umstellung der Lebensgewohnheiten bestehen oft gute Chancen auf Heilung. Die Nahrung sollte mindestens 50 % *Rohkostanteil* beinhalten, dadurch kann die Wirkung der Öle deutlich unterstützt werden und man braucht in vielen Fällen dann überhaupt kein Kortison mehr.

Nierenerkrankungen

Die häufigsten Symptome einer beginnenden Erkrankung sind Störungen beim Wasserlassen. Hinweise wie Ängstlichkeit oder Schuppenbildung werden vielfach nicht beachtet oder nicht mit einer Nierenerkrankung in Verbindung gebracht.

Pflanzliche Öle: Schwarzkümmelöl, Kürbiskernöl, Walnussöl, Johanniskrautöl, Leinsamenöl, Nachtkerzenöl, Sonnenblumenöl

Ätherische Öle: Wacholder, Cajeput, Kamille, Eukalyptus, Zeder, Geranie

Meine Empfehlung:

- *Leinsamenöl* mit Walnussöl und Sonnenblumenöl hilft Phosphate, Oxalate, Milchsäure, Harnsäure aufzulösen.
- Durch die Inhaltsstoffe des Schwarzkümmelöls wird die Nierentätigkeit angeregt und werden Entzündungen zurückgedrängt.
- Eukalyptushonig und Heidekrauthonig sind harntreibend, antiseptisch und gut für die Harnwege.
- Wacholder reinigt die Nieren.
- Um die Nieren zu kräftigen, verwendet man Cajeput.
- Bei Nierenentzündungen nimmt man Kamille und Eukalyptus.
- Bei Nierenbeckenentzündung nimmt man ein Gemisch aus Zeder und Wacholder.
- Nierensteine behandelt man mit Wacholder, Kamille, Geranie und Fenchel.

Nierenerkrankung ist ein Sammelbegriff für eine Vielzahl von Krankheiten der Nieren. Sie bleiben oft lange unerkannt.

Aloe-vera-Saft, mit frisch gepresstem Fenchelsaft vermischt und über den Tag verteilt getrunken, ist Heilnahrung.

Johanniskrautöl ist harntreibend und hilft der gesteigerten Ausscheidung von Natrium und Wasser.

Ödem

Ein Ödem ist eine schmerzlose Schwellung durch Flüssigkeitsansammlung in den Gewebsspalten. Kräftiger Druck mit dem Finger auf die geschwollenen Stellen hinterlässt eine Delle.

Meistens sind Fußgelenke, Hände, Füße und Bauch betroffen. Der Körper ist im Stande, 5 Liter zusätzliche Flüssigkeit im Unterhautgewebe zu speichern.

Pflanzliche Öle: Arnikaöl, Jojobaöl

Ätherische Öle: Rosmarin, Fenchel, Geranie, Zypresse, Wacholder, Karottensamen, Grapefruit, Thymian, Lavendel, Muskatellersalbei, Kamille

Meine Empfehlung:

- Viel Vitamin B zu sich nehmen.
- Fenchel, Sellerie, Knoblauch, Zwiebel und Nachtkerzenöl können sehr hilfreich sein.

Ohrenschmerzen

Kälte, Lärm und Wind verursachen Ohrenschmerzen, die, wenn sie nicht behandelt werden, zu ernsthaften Erkrankungen werden können.

Die heilenden Düfte finden ihren Weg durch den Gehörgang ins Innere und lindern wunderbar den Schmerz.

Pflanzliche Öle: Olivenöl, Königsöl, Knoblauchöl, Jojobaöl

Ätherische Öle: Kamille, Lavendel, Teebaum, Manuka, Eukalyptus

Meine Empfehlung:

- Die Behandlung mit warmem Öl lindert die Schmerzen. Vorsicht: Wenn das Trommelfell beschädigt ist, darf keine Flüssigkeit in das Ohr gelangen! Man kann die *Ölmischung* auf einen Wattebausch geben.

Prämenstruelles Syndrom (PMS)

Die Anzeichen des PMS können auf körperlicher Ebene mit Kopfschmerzen, Gewichtszunahme, Pickeln, Übelkeit, Spannungsgefühl in der Brust, aufgeblähtem Bauch und Wasseransammlungen beginnen. Viele Frauen leiden auch noch an psychischen Beschwerden wie Launenhaftigkeit, Empfindlichkeit oder Reizbarkeit. Diese Symptome können zwei Wochen bis drei Tage vor der Blutung einsetzen.

Pflanzliche Öle: Nachtkerzenöl, Johanniskrautöl, Mandelöl, Weizenkeimöl

Ätherische Öle: Fenchel, Muskat, Palmarosa, Neroli, Vetiver, Ylang Ylang

Meine Empfehlung:

- Die Ernährung hat einen entscheidenden Einfluss auf die Beschwerden. Meiden Sie Alkohol, Kaffee, Zucker, Schokolade, Salz. Greifen Sie zu Frischkost, und nehmen Sie als sinnvolle *Nahrungsergänzung* Vitamin E, B, B_6 sowie Magnesium und Nachtkerzenölkapseln ein.
- *Weizenkeimöl* beeinflusst den Hormonhaushalt von Frauen positiv. Vor der Periode sollte man einen Teelöffel Weizenkeimöl zu sich nehmen.
- Stimmungshebend sind die ätherischen Öle Bergamotte, Grapefruit, Muskatellersalbei, Rose, Kamille, Melisse und Mimose. Krampflösend wirken Jasmin, Kamille, Lavendel, Schafgarbe und Muskatellersalbei.
- Reinigend und wassertreibend sind Geranie, Rosmarin, Wacholder und Salbei.

Prellungen/Blutergüsse

Die Ursache für Prellungen sind Schlag oder Druck, durch den das Gewebe beschädigt wird. Den anfänglichen Schmerzen und Schwellungen folgen oft blaue Flecken. Besonders bei Vitamin-C-Mangel reagiert die Haut empfindlich.

Pflanzliche Öle: Arnikaöl, Johanniskrautöl, Kürbiskernöl, Schwarzkümmelöl, Olivenöl

Ätherische Öle: Lavendel, Teebaum, Fenchel, Ysop, Geranie, Zypresse, Schafgarbe

Prostata

Als Prostata bezeichnet man die Vorsteherdrüse. Gerade bei Männern ab dem 60. Lebensjahr ist das Risiko eines Prostataleidens hoch. Durch die Vergrößerung der Prostata, die einen Druck auf die Harn-

Aus wissenschaftlichen Untersuchungen weiß man heute, dass bei Regelbeschwerden üblicherweise Fettstoffwechselstörungen vorliegen, die durch einen Mangel an Gamma-Linolensäure hervorgerufen sind. Dadurch werden Prostaglandine nicht ausreichend produziert, die wiederum Störungen im hormonellen Bereich hervorrufen.

Meine Empfehlung:
Verwenden Sie die nebenstehenden Öle für Einreibungen.

Regelmäßige Untersuchungen beim Facharzt sind nicht zu vernachlässigen.

röhre ausübt, kann der Harn nicht mehr gleichmäßig und zügig abfließen. Das kann zu schmerzhaften Schwierigkeiten beim Wasserlassen führen.

Meine Empfehlung:

- Kürbiskerne und Öl verhindern oder lindern diese Beschwerden.

Weizenkeimöl enthält Schutzfaktoren, die das Lungenkrebsrisiko mindern.

Raucher

Meine Empfehlung:

- Menschen, die vom Rauchen nicht loskommen, sollten Weizenkeimöl als Nahrungsergänzung zu sich nehmen.

Das Immunsystem spielt im Falle einer Erkrankung eine Rolle. Es kann sich beispielsweise gegen körpereigene Substanzen wenden. Die möglichen Folgen: Zerstörung der Knorpel an den Gelenken und starke Bewegungseinschränkungen.

Rheuma

Die Beschwerden entstehen unter anderem durch Ablagerungen von Giften und Schlacken in Muskeln und Gelenken.

Pflanzliche Öle: Schwarzkümmelöl, Niembaumöl, Olivenöl, Johanniskrautöl, Hanföl, Aloe-vera-Öl

Ätherische Öle: Kamille, Lavendel, Majoran, Rosmarin, Eukalyptus, Wacholder, Zitrone, Pfeffer, Fichte, Teebaum, Thymian, Cajeput, Ingwer, Fenchel, Angelika, Grapefruit

Meine Empfehlung:

- *Massagen*, Einreibungen, Bäder und Kompressen wirken lindernd.
- Massageöl bereitet man z. B. aus 50 ml Johanniskrautöl, 20 ml Niembaumöl, 10 Tropfen Lavendel, 3 Tropfen Pfeffer, 10 Tropfen Cajeput und 7 Tropfen Grapefruit.

Rückenschmerzen

Bei Rückenschmerzen, Verspannungen und für die Erhaltung der Beweglichkeit sind Massagen unverzichtbar.

Pflanzliche Öle: Arnikaöl, Johanniskrautöl, Weizenkeimöl, Avocadoöl, Steinöl

Ätherische Öle: Grapefruit, Zimt, Koriander, Wacholder, Manuka, Teebaum, Rosmarin, Ingwer, Majoran, schwarzer Pfeffer, Lavendel

Scheidenpilz, Candida

Diese Haut- und Schleimhautinfektion wird durch einen Hefepilz hervorgerufen. Der Pilz gedeiht am besten in feuchtwarmer Umgebung. Seine typischen Anzeichen sind Jucken, Brennen, Rötung und ein milchiger Ausfluss.

Ätherische Öle: Teebaum, Geranie, Myrre, Lavendel, Manuka, Zitronen, Eukalyptus

Meine Empfehlung:

- Tragen Sie keine synthetische Unterwäsche.
- *Sitzbäder* mit 1 EL Aloe-vera-Öl oder Jojobaöl, gemischt mit 3 Tropfen Manuka, 3 Tropfen Teebaum und 3 Tropfen Myrre.

Die Pilzinfektion entsteht bei schlechtem gesundheitlichen Zustand und Stress. Bei Männern wird diese Erkrankung, bei der sich Eichel und Vorhaut entzünden, als Balanitis bezeichnet.

Schlafstörungen

Ursache für schlechten Schlaf sind meistens psychische Probleme wie Kummer, Sorgen oder Ärger. Auch bestimmte Medikamente können den Schlaf rauben. Die Naturheilkunde kennt viele Hausmittel für besseren Schlaf.

Pflanzliche Öle: Johanniskrautöl, Borretschsamenöl, Nachtkerzenöl

Ätherische Öle: Lavendel, Kamille, Baldrian, Vetiver, Majoran, Neroli, Rose, Sandelholz, Jasmin, Palmarosa, Narzisse, Benzoe Siam

Meine Empfehlung:

- Als ich vor einiger Zeit das gleiche Problem hatte, konnte mir das *Lavendelöl* sehr gut helfen. Einige Tropfen auf einem Taschentuch oder Kopfkissen fördern ruhigen Schlaf. Reiben Sie Stirn und Nacken vor dem Schlafengehen mit einem der ätherischen Öle ein.
- Lavendel ist ein sehr kräftiges Sedativum. Als *Badezusatz* am späten Abend löst es mentale und physische Verspannungen und sorgt für festen Schlaf. Sie können auch einige Tropfen Lavendel oder Kamille mit 1 EL Johanniskrautöl in die Fußsohlen einmassieren.
- Die ätherischen Öle werden sofort in das Blut aufgenommen und wirken wie ein natürliches *Beruhigungsmittel*.

Schlafstörungen sind neben den Kopfschmerzen die häufigste Gesundheitsstörung des Menschen.

Nehmen Sie einen *Schlummertrunk* zu sich, z. B. Kamillen-, Hopfen-, Johanniskraut- und Melissentee. Ein *Abendspaziergang, Entspannungsübungen, Meditation* oder entspannende Musik können oft Wunder wirken.

Schleimbeutelentzündung

Heilerdepackungen mit Apfelessig und Weihrauch, Schafgarbe oder Rosmarin können Linderung bringen.

Die Schleimbeutel haben die Aufgabe, die Beweglichkeit der Gelenke durch Gleitfähigkeit der Sehnen und Muskeln zu erleichtern. Sie sind kleine wassergefüllte Kissen, die durch dauernden vermehrten Druck entzündet, gerötet oder geschwollen sein können.

Pflanzliche Öle: Niembaumöl, Schwarzkümmelöl, Sonnenblumenöl, Arnikaöl, Johanniskrautöl

Ätherische Öle: Kamille, Gewürznelkenknospe, Speiklavendel, Schafgarbe, Kiefer, Rosmarin, Weihrauch, Majoran

Meine Empfehlung:

- Nehmen Sie ausreichend Kalzium und Magnesium zu sich, damit der Körper genügend Gelenksschmiere produzieren kann. Kalzium ist in hoher Konzentration in Milch, grünen Blattgemüsen, Nüssen, Körnern und Getreide enthalten, Magnesium in Vollkorn, Nüssen und Meeresfrüchten. Vitamin C beschleunigt den Heilungsprozess.

Schuppenflechte

Diese Beschwerden treten besonders an der Kopfhaut, an den Beinen und Kniegelenken sowie an den Unterarmen und Ellbogengelenken auf.

Ist eine chronische, nicht ansteckende Hautkrankheit, deren Intensität erheblich variieren kann. Die Ursache ist eine Störung des Cholesterinstoffwechsels. Zu den Symptomen gehören chronisches Abschuppen, Flecken, ringförmige Hautrisse und gerötete Entzündungsherde.

Pflanzliche Öle: Aloe-vera-Öl, Nachtkerzenöl, Niembaumöl, Schwarzkümmelöl, Sojaöl, Sesamöl, Aprikosenkernöl, Weizenkeimöl, Jojobaöl, Leinöl, Hanföl, Avocadoöl

Ätherische Öle: Teebaum, Cajeput, Myrre, Lavendel, Weihrauch, Angelikawurzel

Meine Empfehlung:

- Sonne und Meer verschaffen oft Linderung.

Schwitzen

Das Schwitzen ist ein natürlicher Abkühlungsmechanismus des Körpers. Es kann zum Problem werden, wenn Bakterien an der Hautoberfläche zu viel Milchsäure produzieren und so den unangenehmen Schweißgeruch hervorrufen.

Pflanzliche Öle: Jojobaöl, Mandelöl, Traubenkernöl

Ätherische Öle: Zypresse, Zitrone, Grapefruit, Teebaum, Rosmarin, Pfefferminze, Orange, Limette, Lavendel, Bergamotte

Trinken Sie viel, um den Organismus durchzuspülen. Achten Sie beim Kauf von Bekleidung auf natürliche Fasern, die Schuhe sollten auch aus Leder sein.

Sexuelle Probleme

Frigidität, Impotenz und Unfruchtbarkeit sind in zunehmendem Ausmaß Begleiterscheinungen der modernen Leistungsgesellschaft.

Ätherische Öle: Rose, Narzisse, Iris, Ylang Ylang, Patschuli, Neroli, Orange, Jasmin, Lavendel, Weihrauch, Tuberose, Benzoe, Grapefruit, Vetiver

Meine Empfehlung:

- Gesunde *Ernährung* ist ein Schlüssel zum Wohlbefinden und zu sexueller Vitalität.
- In der Ayurwedamedizin gilt Hanföl als Förderer des sexuellen Appetits. Auch Haselnussöl und Schwarzkümmelöl fördern die sexuellen Aktivitäten.

Überlastung und Überforderung im Job und Reizüberflutung (Fernsehen) lassen die Lust am Leben und an der Liebe schwinden.

Stress

Durch einen Mangel an Vitaminen und Mineralstoffen wird die Stressreaktion begünstigt. Darum ist eine gesunde, abwechslungsreiche Kost von größter Wichtigkeit. Nervenstärkende und beruhigende Kräuter, wie z. B. Kamille, Baldrian, Hopfen, können als Tee sinnvoll ergänzt werden.

Pflanzliche Öle: Johanniskrautöl, Weizenkeimöl

Ätherische Öle: Lavendel, Kamille, Baldrian, Bergamotte, Majoran, Weihrauch, Rose, Jasmin, Melisse,

Stress ist eine Zivilisationskrankheit, und zwar eine, an der wir alle von Zeit zu Zeit leiden. Wenn wir unter Stress stehen, sind wir für Krankheiten viel anfälliger.

Mandarine, Orange, Zypresse, Grapefruit, Ylang Ylang

Meine Empfehlung:

- Rezept für ein *Massageöl*: 5 ml Johanniskrautöl, 1 Tropfen Rose, 2 Tropfen Geranie, 1 Tropfen Lavendel oder Orange.
- Massageöl wird besonders sinnlich und exotisch mit Jojobaöl, Vanille, Benzoe Siam, Tuberosa.
- *Badezusätze* für entspannende Vollbäder sind die oben genannten Öle. Geben Sie 8 bis 10 Tropfen zum abendlichen Bad dazu.

Weizenkeimöl sollte man in den Speiseplan einbeziehen. Weitere Schritte, die Sie unternehmen können, sind Sport, autogenes Training und Meditation.

Verbrennungen, Sonnenbrand

Der Dermatologe unterscheidet drei Grade: Beim 1. Grad ist die oberste Hautschicht leicht gerötet und geschwollen, beim 2. Grad kommt es zu Schwellungen und Bläschenbildung, beim 3. Grad ist die Haut vollkommen zerstört und regeneriert sich nicht mehr.

Sonnenbrände erreichen in der Regel Grad 1 bis 2. Bei Sonnenbrand handelt es sich um eine durch Strahlung hervorgerufene Verbrennung.

Pflanzliche Öle: bei leichten Rötungen: Jojobaöl, Aloe-vera-Öl, Johanniskrautöl, Schwarzkümmelöl, Sesamöl

Ätherische Öle: Lavendel, Teebaum, Echte Kamille, Schafgarbe, Rose, Geranie, Manuka

Besonders wenn große Hautpartien betroffen sind, muss der Arzt aufgesucht werden.

Auf schmerzhafte Sonnenbrände den reinen Saft der Morinda citrifolia (Noni) auftragen, es hilft auch das Gel aus Aloe vera oder aus unserer heimischen Hauswurz. Ist nichts davon greifbar, reines Yogurt oder Sauermilch sanft aufstreichen, die Haut immer wieder damit benetzen.

Meine Empfehlung:

- Bei leichtem Sonnenbrand Leinöl und Wasser im Verhältnis 1 : 1 gut mischen und mit einem Waschlappen auf die betroffenen Hautpartien auftragen.
- Bei Sonnenbrand kann ein *Bad* mit Lavendel, Kamille, Pfefferminze oder Zitrone Linderung bringen. Sonnenbrand-Bad: 20 ml Jojobaöl, 30 ml Aloe-vera-Öl, 1 TL Honig, 10 Tropfen Pfefferminze, 20 Tropfen Lavendel oder 10 Tropfen Kamille. Von dieser Mischung jeweils 1 EL für ein Vollbad. Vor Gebrauch schütteln.

Verletzungen, Schnitte, Wunden und Kratzer

Kleine Schnitte und Kratzer zählen zu den häufigsten Verletzungen. Die Behandlung mit ätherischen Ölen ist sehr wirkungsvoll. Es können nur kleine Wunden selbst behandelt werden.

Pflanzliche Öle: Aloe-vera-Öl, Johanniskrautöl, Leinsamenöl, Nachtkerzenöl, Niembaumöl, Haselnussöl, Hagebuttenkernöl, Weizenkeimöl, Ringelblumenöl, Avocadoöl

Ätherische Öle: Teebaum, Lavendel, Manuka, Kamille, Schafgarbe, Myrre, Weihrauch

Meine Empfehlung:

- Ein Rezept aus der französischen *Aromatherapie* hat sich bei mir bewährt. Es ist eine Mischung aus Strohblume, Hagebuttenkernöl und Walnussöl.
- Die Wundbehandlung nach der heiligen Hildegard sieht so aus: 2 EL Olivenöl mit 6 EL Wein erwärmen. Man tränkt ein Tuch damit und deckt die Wunde ab.

Ein Mangel an Vitamin C verlangsamt die Heilung. Deshalb sollten Sie ergänzend reichlich Vitamin-C-haltige Nahrung zu sich nehmen.

Verstopfung

Bei Verstopfung bricht der Rhythmus des Verdauungstraktes zusammen. Diese Störung hat Unwohlsein, Müdigkeit, ein Gefühl von Aufgeschwemmtheit und bisweilen Bauchschmerzen zur Folge. Wenn sich der Körper längere Zeit nicht von seinem Abfall befreien kann, führt das zu sekundären Beschwerden wie Hämorriden, schlechter Haut, Kopfschmerzen oder Koliken. Verstopfung ist keine Krankheit, sondern Symptom einer tiefer liegenden Empfindlichkeitsstörung.

Pflanzliche Öle: Leinsamenöl, Rizinusöl, Nachtkerzenöl, Schwarzkümmelöl, Olivenöl

Ätherische Öle: Karottensamen, Selleriesamen, Wacholder, Bergamotte, Fenchel, Dill, Anis, Koriander, Angelika, Orange, Neroli, Grapefruit, Mandarine, Limette, Palmarosa, Petitgrain, Zitrone, Geranie

Faserreiche Kost und ausreichend Flüssigkeit sind das A und O einer gesunden Verdauung. Bewegungsmangel, Stress, PMS-Syndrom, bestimmte Medikamente und langfristige Einnahme von Abführmitteln begünstigen die Verstopfung.

Meine Empfehlung:

- Zur allgemeinen Verdauungsförderung nehmen Sie Ingwer, Rosmarin, Zimtblatt, Pfefferminze, Zitronella, Kardamom oder schwarzen Pfeffer.
- Nehmen Sie Leinsamenöl, Olivenöl und Schwarzkümmelöl als festen Bestandteil in Ihre *Ernährung* auf. Außerdem helfen Kapseln mit Schwarzkümmelöl und Nachtkerzenöl.

Warzen

Warzen werden völlig zu Unrecht von vielen Menschen als Zeichen mangelnder Hygiene angesehen.

Warzen werden vom Papillomvirus ausgelöst. Sie sind gutartige Wucherungen auf Händen, Fingern, Zehen, Fußsohlen oder Ellbogen. Kinder bekommen viel häufiger Warzen als Erwachsene. Vielleicht, weil sie häufiger barfuß laufen.

Pflanzliche Öle: Rizinusöl, Weizenkeimöl
Ätherische Öle: Teebaum, Manuka, Zitrone

Meine Empfehlung:

- Nehmen Sie Vitamin E zu sich, das unterbindet die Bildung von Warzen. Stärken Sie das Immunsystem. In Schwimmbädern und Turnhallen tragen Sie entsprechendes Schuhwerk.
- Bestreichen Sie dreimal täglich die Warze mit Teebaumöl, Zitrone oder Rizinusöl. Wenn die Warzen abgeheilt sind, tragen Sie weiterhin Weizenkeimöl, mit Myrre vermischt, auf. Das verhindert eine neue Ansteckung und beschleunigt die Heilung.

Wechseljahre

Bestimmten pflanzlichen Hormonen werden östrogenartige Eigenschaften zugeschrieben. Solche Substanzen sind gerade in den Samenfrüchten und dadurch in den Pflanzenölen enthalten.

Zwischen dem 40. und 60. Lebensjahr treten die Wechseljahre der Frau mit allmählichen Störungen des Zyklus ein. Das Sinken des Östrogen- und Progesteronspiegel ist der wichtigste Auslöser etwaiger Symptome.

Die hormonelle Umstellung des weiblichen Körpers ist etwas völlig Normales, hat aber manchmal Rückwirkungen auf das Seelenleben. Frauen in dieser Lebensphase sind besonders anfällig für Schlaflosigkeit, depressive Verstimmung, starkes Schwitzen, Hitzewallungen, Hautjucken, Kreislaufstörungen und Schwindel.

Pflanzliche Öle: Weizenkeimöl, Schwarzkümmelöl, Nachtkerzenöl, Walnussöl, Hanföl, Distelöl, Sonnenblumenöl

Ätherische Öle: Geranie, Rose, Kamille, Bergamotte, Muskatellersalbei, Jasmin, Lavendel, Neroli, Sandelholz, Melisse, Zypresse, Zitrone, Pfefferminze, Grapefruit

Meine Empfehlung:

- Mineralien und Spurenelemente sollten in der Nahrung nicht fehlen, um die Knochen vor Osteoporose zu schützen. Viel Bewegung, Schwimmen, Meditation, Entspannungsübungen und Spaziergänge tragen zum psychischen und physischen Wohlbefinden bei.
- Ein hormonregulierendes *Massageöl* besteht aus Walnussöl mit Rose, Geranie, Zypresse und Muskatellersalbei. Jeweils 2 Tropfen der ätherischen Öle auf 1 EL Walnussöl und 1 EL Sahne.
- *Vollbäder* mit Grapefruit, Lavendel, Bergamotte oder Rose, Sandelholz, Patschuli und Muskatellersalbei wirken ausgleichend.

Kaltgeschlagene Öle führen dem Körper vorbeugend Hormone zu. Optimal ist eine gesunde Ernährung mit Vitamin E in Form von Sonnenblumenöl, Distelöl und Weizenkeimöl. Als *Nahrungsergänzung* kann Nachtkerzenöl oder Borretschsamenöl sinnvoll sein.

Zellulitis

Bei der so genannten Orangenhaut, die sich vor allem an den Oberschenkeln, Beinen und Armen bemerkbar macht, handelt es sich um ein vorwiegend kosmetisches Problem.

Pflanzliche Öle: Haselnussöl, Sesamöl, Mandelöl, Jojobaöl, Avocadoöl, Weizenkeimöl, Aloe-vera-Öl

Ätherische Öle: Grapefruit, Zitrone, Wacholder, Bergamotte, Zypresse, Angelika, Orange, Thymian, Salbei, Limette, Rosmarin, Mandarine, Rosenholz, Lavendel, Karottensamen

Meine Empfehlung:

- Zink, Vitamin B und C, Nachtkerzenöl und Schwarzkümmelöl ergänzen die Nahrung sinnvoll. Stellen Sie sportliche *Übungen* zusammen, die auf die betroffenen Partien ausgerichtet sind. *Massieren* Sie beim Baden das Gewebe mit einer Bürste, um die Schlacken abzubauen.

Grundlage für den Erfolg ist die richtige *Ernährung*. Essen Sie Obst und Gemüse und trinken Sie viel Wasser und *Kräutertees*.

Ein besonders gutes Massageöl besteht aus Jojobaöl, Avocadoöl, Orange, Grapefruit und Wacholder oder Zypresse.

Selbst gemachte Kosmetik

Ein wichtiger Vorteil hausgemachter Pflegeprodukte ist es, im Fall einer Allergie sehr schnell zu wissen, welcher Inhaltsstoff der Verursacher ist.

Natürlich spielen Ernährungsgewohnheiten und der Lebensstil eine bedeutende Rolle für das Aussehen der Haut. Aber schon der zweitwichtigste Faktor ist die konsequente Pflege mit guten Produkten. Die Haut muss täglich gereinigt, geklärt und gepflegt werden.

Reinigungsmilch, -öl, -kreme

Reinigungsmilch lässt sich sehr einfach aus Milchprodukten herstellen. Sie soll immer kühl aufbewahrt werden und hält sich nicht länger als das frische Produkt.

Arbeiten Sie mit dem Lebensmittelthermometer. Die Zutaten sollten nicht über ca. 40 Grad erhitzt werden (immer im Wasserbad), damit sich die wertvollen Inhaltsstoffe erhalten.

Für jede Haut geeignet, ist ein Runzelglätter, alle paar Tage frisch anrühren.

Reinigungsmilch mit Orange oder Zitrone:

1 TL Honig, 1 EL frisch gepressten Orangen- oder Zitronensaft und 50 g Buttermilch verrühren. Wenn der Honig zu fest ist, zuerst im Wasserbad erwärmen, dann verbindet er sich schnell mit den übrigen Zutaten. Die Mischung reinigt gut, pflegt die Haut und kann großzügig mit Wasser abgewaschen werden.

Wird vor allem bei trockener Haut verwendet.

Jojoba-Reinigungsmilch:

Etwa 1/8 l frische Milch wird im Wasserbad erwärmt und mit 1 TL Honig und 1 TL Jojobaöl so lange verrührt, bis sich die Masse homogen verbindet. Im Kühlschrank aufbewahren, großzügig auftragen und einmassieren, mit viel Wasser abwaschen.

Besonders für trockene und alternde Haut.

Aloe-vera-Reinigungslotion:

Wer eine Aloepflanze im Haus hat, kann das Gel aus einem Blatt schaben, ein hervorragendes Naturprodukt zur Regenerierung. Die Pflanze nimmt dies nicht übel und verschließt die Wunde wieder.

Etwa 100 ml Aloegel mit 3 EL Jojobaöl, Sesamöl oder Hanföl vermischen, dazu einige Tropfen ätherisches Orangen- oder Zitronenöl geben. Auftragen und mit lauwarmem Wasser entfernen.

Kräuter-Reinigungsmilch:

Allgemeines Rezept: Etwa 150 ml Milch erwärmen und 2 EL Kräuter (z. B. Kamille, Pfefferminze, Frauenmantel, Minze, Lavendel, Fenchelsamen, Schafgarbe etc.) hinzufügen. Kräuter so lange in der erwärmten Milch schwenken, bis die Milch intensiv duftet. Den Topf vom Herd nehmen und die Flüssigkeit durch ein Tuch in eine Flasche filtern. Hält etwa 1 Woche und soll im Kühlschrank aufbewahrt werden.

Entfernt Schmutz und Make-up besser als Wasser und Seife.

Gurken-Schafgarbe-Reinigungskreme:

1 TL Lanolin, 4 EL Sesamöl, 2 EL Gurkensaft, 6 EL starker Schafgarbentee, 5 Tropfen Myrretinktur. Lanolin im Wasserbad schmelzen, Sesamöl zugeben und auf ca. 70 Grad erwärmen. Gleich warmen Tee und Gurkensaft einrühren, schlagen, bis die Mischung kühl ist, dann erst ätherisches Öl dazugeben.

Schafgarbe reinigt und adstringiert, Gurke reinigt und heilt.

Sandelholz-Reinigungsöl:

100 ml Jojobaöl mit 10 Tropfen Sandelholz und 10 Tropfen Rosenöl in einer Flasche verschütteln. Mit Wattebausch auftragen, mit Tonic nachreinigen.

Ausgleichend für alle Hauttypen.

Kräuter-Waschkreme für Tiefenreinigung:

2 EL fein geriebene Mandelkleie mit einigen EL starkem Kräuteraufguss aus destilliertem Wasser (Kamille, Ringelblume, Brunnenkresse) verrühren. 5 Tropfen ätherisches Lavendelöl, auch Grapefruitöl oder Teebaumöl, einrühren. Waschpaste mit reichlich Wasser verwenden.

Brennnesseltee macht die Haut straff, Salbei zieht die Poren zusammen, Veilchen heilt Akne.

Hat man gerade kein Kosmetikprodukt fertig, so kann man sich bei der Reinigung mit Milch oder Tee behelfen. Frische Milch ist ein wunderbares Schönheitsmittel, ebenso wie Kräutertee oder Schwarztee, der das Hautbild verfeinert. Abreibungen mit reinem Zitronensaft trocknen die Haut nicht aus, im Gegenteil, sie wird zunehmend samtiger und glatter.

Gesichtswasser

Ein Tonic ist wichtig, um die Reste der Reingungsmilch zu entfernen. Man hat ein frisches, sauberes Gefühl. Jeder starke Kräutertee, der mit destilliertem Wasser zubereitet wurde, ist auch ein Gesichtswas-

Holunderblütenwasser, Rosenwasser, Lavendelwasser und Orangenblütenwasser sind Destillate, die man in der Apotheke kaufen kann. Es sind hervorragende Gesichtswässer.

Auch Mischungen aus Tinkturen und gekauften Destillaten (Rosen oder Orangenblüten) ergeben wunderbare Gesichtswässer.

Grundrezept für Kräutertinkturen:
Eine kleine Menge Kräuter mit so viel hochprozentigem klaren Korn oder Obstler übergießen, dass die Kräuter bedeckt sind. Man nimmt bei etwa 5 g getrocknete Kräuter ca. 150 ml Alkohol. Von frischen Kräutern nimmt man die doppelte Menge, also 10 g. Gefäß verschließen und mindestens drei Wochen ruhen lassen. Dann durch einen Kaffeefilter abgießen. Kräutertinkturen halten mehrere Jahre.

ser. Er hält im Kühlschrank drei Tage. Die klassischen Gesichtswässer macht man aus Holunder, Lindenblüten, Stiefmütterchen, Veilchen oder Rosenblättern, Schafgarbe, Löwenzahn und Ringelblume.

Rosenwasser:
100 ml Rosenwasser, 30 ml Alkohol und 4 Tropfen Lavendel werden verschüttelt.

Lavendelwasser:
10 ml Lavendelwasser, 100 ml Apfelessig, 100 ml Hamameliswasser und 1/2 TL Honig werden verschüttelt, bis sich der Honig aufgelöst hat.

Rosen-Hamamelis-Wasser:
Für normale Haut: 30 ml Rosenwasser, 10 ml Hamameliswasser.
Für trockene Haut: 30 ml Rosenwasser, 15 ml Hamameliswasser.
Für fette Haut: 30 ml Rosenwasser, 30 ml Hamameliswasser.

Ringelblumenwasser:
2 TL Ringelblumentinktur mit 50 ml Rosenwasser und 1 Tropfen Rosenöl verschütteln.

Gurkenwasser:
Reinen Gurkensaft mit etwas Apfelessig verrühren.

Salbeiwasser:
1 Tasse starker Salbeitee aus destilliertem Wasser wird mit 1 EL Salbeitinktur und je 2 Tropfen Teebaumöl und Lavendelöl vermischt.

Gesichtsmasken

Um vor dem Auftragen die Poren zu öffnen, ist ein Kräuterdampfbad mit Kamille, Melisse, Brennnessel, Johanniskraut, Schafgarbe, Lavendel, Thymian oder Pfefferminze angebracht. Anschließend wird das Gesicht trockengetupft. Die Zutaten der Maske werden zusammengerührt, der streichfähige Brei wird dick aufgetragen und etwa 20 bis 30 Minuten auf Gesicht und Hals belassen. Kühlende Augenpads entstehen aus frischen Gurkenscheiben oder Wattebäuschen, die mit kaltem Tee getränkt sind. Während einer Maske oder Packung soll man sich hinlegen und die Beine hochlagern. Danach Gesicht mit warmem Kräutertee abspülen.

Weizenkeimöl-Jogurt-Honig-Maske:
1 EL Jogurt, 1 EL Honig, 1 EL Weizenkeimöl, grüne Naturerde, 2 Tropfen Karottensamenöl. Mit Naturerde zu einem dickflüssigen Brei verrühren.

Für trockene, empfindliche Haut. Eigelb ist hier immer richtig.

Eigelb-Hagebuttenkernöl-Honig-Maske:
1 Eigelb, 1 TL Honig, 1 EL Hagebuttenkernöl, grüne Naturerde, 2 Tropfen Geranie.

Honig-Mandel-Maske:
1 EL Honig, 1 EL Mandelöl, 1 EL Jogurt.

Jogurt-Ziegenmolke-Maske:
1 EL Jogurt, 1 TL Honig, 20 ml Ziegenmolke, 2 EL Naturerde weiß, 2 Tropfen Karottensamenöl, 1 TL Karottenöl.

Apfel-Jogurt-Maske:
1 EL Apfelmus, 2 EL Jogurt, 2 EL Naturerde weiß, 1 TL Honig, 3 Tropfen Kamille.

Bierhefe-Leinsamenöl-Maske:
2 EL Bierhefe, 2 EL Naturerde, 1 TL Leinsamenöl, 1 TL Honig, 2 Tropfen Grapefruit, Wasser.

Für fette Haut, die manchmal zu Pickeln neigt. Fenchel- oder Lupinensamen verfeinern die Poren.

Brennnesselmaske:
2 EL Naturerde, 1 EL Traubenkernöl, Brennnesseltee nach Bedarf, 2 Tropfen Rosenöl.

Heilerde-Hefe-Maske:
3 EL Heilerde, 1 EL Molkeessig, 3 TL Bierhefe. Mit Kamillentee verrühren.

Zitronenmaske:
3 EL Jogurt, 3 EL Naturerde weiß, 1 TL Honig, 2 EL Zitronensaft, 2 Tropfen Bergamottenminze, 1 EL destilliertes Wasser.

Für müde Haut, die bereits erste Fältchen oder Falten aufweist und gestresst wirkt.

Ringelblumenmaske:
2 EL Ringelblumenölauszug, 4 EL Rosenwasser, 1 EL Naturerde, 2 Tropfen Kamille.

Sanddorn-Jogurt-Honig-Maske:
2 EL Naturerde weiß, 2 EL Jogurt, 1 TL Honig, 3 Tropfen Sanddornöl, 3 Tropfen Rose, eventuell Wasser zufügen.

Für normale Haut, die einen kleinen Frischeschub benötigt. Obstpackungen sind immer richtig. Pfirsiche, Bananen, Erdbeeren, Weintrauben, Papayas, Mangos, Orangen, Mandarinen und Zitronen sind geeignet. Kräutermasken macht man immer dann, wenn frische Kräuter vorhanden sind. Die Blätter oder Blüten werden in einer winzigen Menge Wasser angedünstet und lauwarm auf das Gesicht gelegt. Damit nichts herunterfällt, wird mit einem Tuch abgedeckt.

Gurken-Weizenkeimöl-Maske:
2 EL Fruchtfleisch, 1 TL Apfelessig naturtrüb, 1 EL Weizenkeimöl, 1 TL Jogurt.

Jojobaöl-Honig-Maske:
2 EL Naturerde, 2 EL Jojobaöl, 1 TL Honig, 3 Tropfen Neroli, Rosenwasser nach Bedarf.

Distelöl-Jogurt-Honig-Maske:
2 EL Distelöl, 2 EL Jogurt, 1 EL Naturerde, 1 TL Honig, 2 Tropfen Limette, Karottensaft, frisch gepresst, nach Bedarf.

Kräutermaske:
2 EL fein gemahlene Kräuter oder Kräuteraufguss, 2 EL Jogurt, 1 EL Honig, 1 EL Hanföl, 2 Tropfen Kamille, Naturerde nach Bedarf.

Avocadomaske:
2 EL Avocadoöl, 2 TL Honig, 2 EL Jogurt, 2 EL Heilerde, 2 Tropfen Rose, Rosenwasser nach Bedarf.

Karottenmaske:
1 EL Aprikosenkernöl, 1 EL Karottenöl, 5 Tropfen Karottensamen, 2 - 3 EL Heilerde mit etwas Karottensaft glatt rühren.

Aprikosenmaske:
2 EL Heilerde mit 1 Eigelb und etwas Malventee verrühren. 1 TL Orangenhonig und 1 TL Aprikosenkernöl dazugeben.

Kremen für alle Hauttypen

Bei der Herstellung von Kremen muss sorgfältig und penibel sauber gearbeitet werden. Kleine Mengen herstellen, Reste im Kühlschrank aufbewahren und alsbald verbrauchen.

Kremen werden immer nach demselben Prinzip hergestellt:

Man benötigt:

- 2 Herdplatten
- 2 hitzefeste Glasgefäße (Marmeladegläser oder Honiggläser)
- 2 kleine Töpfe, in die die Glasgefäße passen
- 1 digitale Küchenwaage
- 1 Lebensmittelthermometer

destilliertes Wasser aus der Apotheke
Holzspatel zum Umrühren und Einfüllen
1 EL
1 TL
1 elektrischer Mixer oder Schneebesen
1 sterilisiertes Teesieb
eventuell Tropfenzähler aus Glas
Küchenrolle

Zubereitung von Kräuteröl:

Ein selbst fabriziertes Kräuteröl muss mindestens 2 Wochen vor der Kremezubereitung angesetzt werden.
Dazu füllt man Kräuter (getrocknet oder frisch) in ein Schraubglas und übergießt sie mit Pflanzenöl. Die Kräuter sollen gut mit Öl bedeckt sein. Man stellt das Glas auf die Fensterbank in die Wärme oder in die Sonne und lässt es mindestens 2 Wochen stehen. Täglich schütteln, damit die Kräuter immer gut vom Öl bedeckt sind und an der Oberfläche nicht schimmeln. Will man eine besonders hohe Konzentration erreichen, gießt man die Kräuter nach 2 Wochen ab, presst sie gut aus und übergießt nochmals frische Kräuter damit, die man wiederum 2 Wochen ausziehen lässt.

Die Arbeitsschritte:

1. Wenn im Rezept angegeben, Tee aus Kräutern und destilliertem Wasser zubereiten. Dazu das Wasser aufkochen, trockene oder frische Kräuter (Menge: so viel, wie man mit den Fingerspitzen fassen kann) dazugeben, einmal aufkochen lassen, zur Seite stellen und etwa 10 Minuten ziehen lassen. Den Tee abseihen und in eines der Glasgefäße geben. Im Wasserbad auf 70 Grad Celsius (Thermometer) erwärmen.

2. Bienenwachs, Lanolin und, wenn im Rezept vorgesehen, Bienenhonig in das zweite Glasgefäß geben, das Bienenwachs in Stücke zerteilen. Im heißen Wasserbad schmelzen und mit dem Holzspatel verrühren, bis alles aufgelöst ist und sich homogen verbunden hat.

Kräuteraufguss für Kosmetik: Infundieren: 1 Hand voll frische oder ½ Hand voll getrocknete Kräuter in eine Kanne geben. ½ l kochendes destilliertes Wasser darüber gießen. 30 Minuten verschlossen ziehen lassen. Hält 3 Tage.

Kräutertinktur: Mazerieren: Ebenso wie oben, nur Alkohol darüber gießen und 2 Wochen stehen lassen. Unbegrenzt haltbar.

Kräuteressig: Ebenso wie oben, nur Essig darüber gießen, mindestens 2 Wochen stehen lassen. Lange haltbar.

Kräuterpulver: Pflanzenfasern oder Wurzeln in der elektrischen Kaffeemühle oder im Mörser zerkleinern.

Kräuterextrakte aus Wurzeln: 1 Hand voll frische oder ½ Hand voll getrocknete Wurzeln oder Stängel, auch Samen mit ½ l destilliertem Wasser zustellen und zum Kochen bringen. 1 Minute sprudelnd kochen. 30 Minuten ziehen lassen. Das Wasser soll auf die Hälfte reduziert sein. Hält einige Tage.

Dann das Pflanzenöl oder Kräuteröl zugeben und ebenfalls erhitzen. Die Temperatur muss (Thermometer!) 70 Grad Celsius betragen.

3. Mixer mit einem Rührstab bestücken, das Bienenwachs-Lanolin-Pflanzenöl-Gemisch rühren, dabei teelöffelweise den Kräutertee (oder destilliertes Wasser) zugeben wie bei einer Majonäse. Es ist dabei sehr wichtig, dass beide Zutaten, die Fettphase und die Wasserphase, annähernd dieselbe Temperatur haben (70 Grad).

4. Wenn die Zutaten sich verbunden haben, das Glas mit der halb fertigen und noch flüssigen Kreme in ein kaltes Wasserbad stellen und weiterrühren, bis die Konsistenz kremig ist. Das dauert in der Regel nicht länger als 10 Minuten. Erst wenn die Kreme auf ca. 30 Grad abgekühlt ist (Handprobe!), die angegebenen ätherischen Öle beifügen und unterrühren.

5. Die Kreme in sterilisierte, dunkle Glastöpfchen füllen und kühl aufbewahren. Die gläsernen Kremetöpfe erhält man im Laborfachversand oder in den Apotheken.

Tipp: Wenn man alle Küchengeräte und Hilfsmittel für die Kremezubereitung sterilisiert, das heißt auskocht und sehr sauber arbeitet, kann die Kreme bis zu einem halben Jahr halten. Die beigefügten ätherischen Öle dienen nicht nur der Geruchsverbesserung, sie entfalten auch eine antibakterielle Wirkung und sorgen dafür, dass die Kremen länger halten.

Tipp: Bei ätherischen Ölen ist oft weniger mehr. Halten Sie sich an die angegebenen Mengen und erhöhen Sie sie nur vorsichtig, wenn Sie intensiveren Duft wünschen. Jeder Mensch reagiert auf ätherische Öle anders; für manchen mag schon zu viel sein, wo bei einem anderen die Wirkung noch viel zu schwach ist. Hier müssen Sie selbst probieren, was Ihnen gut tut.

Brennnnesselkreme:

Zutaten: 15 g Bienenwachs, 45 g Lanolinanhydrid, 125 ml Hanföl oder Distelöl, 125 ml Brennnesseltee, ätherische Öle (3 Tropfen Karottensamen, 2 Tropfen Lavendel), 1 TL Honig.

Herstellung: Frische oder getrocknete Brennnesselblätter werden in Wasser kurz aufgekocht, dann lässt man sie 30 Minuten ziehen und seiht den Absud ab.

Bienenwachs, Honig und Lanolin im Wasserbad schmelzen lassen, dann langsam das Öl dazugeben. Sobald sich die Fettphase und der Tee auf 70 Grad Celsius erwärmt haben, den Tee tropfenweise zugeben und unterrühren.

Abkühlen und setzen lassen, dann nochmals gut, aber schonend durchrühren, dabei die ätherischen Öle untermischen und in kleine, gut verschließbare Gefäße umfüllen.

Wirkt durchblutend und straffend, auch für Aknehaut geeignet.

Ringelblumenkreme:

Zutaten: 500 g Ringelblumenblüten, 125 ml destilliertes Wasser oder Kamillentee, 125 ml Sesamöl, 15 g Bienenwachs, 45 g Lanolin- anhydrid, 1 TL Honig, ätherische Öle (5 Tropfen Kamille oder Rose).

Herstellung: Die Ringelblumenblüten müssen 3 Wochen in Sesamöl gelegt und an einen warmen Ort gestellt werden. Man sollte 2-mal täglich schütteln. Dann abseihen, dabei die Blüten gut ausdrücken.

Frische oder getrocknete Kamillenblüten in Wasser kurz aufkochen und 30 Minuten ziehen lassen, den Absud abseihen.

Bienenwachs, Honig und Lanolin im Wasserbad schmelzen, langsam das Ringelblumenöl dazurühren. Sobald sich die Fettphase und das Wasser auf 70 Grad erhitzt haben, den Tee tropfenweise zugeben und unterrühren.

Abkühlen und setzen lassen, dann noch einmal mit den ätherischen Ölen durchrühren und in kleine verschließbare Gefäße füllen.

Ebenso bereitet man Kremen aus Beinwellwurzeln (in Öl ansetzen und in Wasser auskochen).

Eine heilende Salbe, die auch für die Hände wohltuend wirkt.

Beinwell enthält eine Substanz, die die Zellerneuerung anregt.

Melissenkreme:

Zutaten: 15 g Bienenwachs, 45 g Lanolin, 125 ml Melissenöl (in

Gut für Mischhaut und fette Haut.

Weizenkeimöl angesetzt), 125 ml Melissentee, ätherisches Öl (6 Tropfen Melisse).

Herstellung: Die Melissenblätter müssen 3 Wochen in Weizenkeimöl gelegt und an einen warmen Ort gestellt werden. Man sollte 2-mal täglich schütteln. Dann abseihen, dabei die Blätter gut ausdrücken.
Frische oder getrocknete Melissenblätter in Wasser kurz aufkochen und 20 Minuten ziehen lassen, den Absud abseihen.
Bienenwachs, Honig und Lanolin im Wasserbad schmelzen, langsam das Melissenöl dazurühren. Sobald sich die Fettphase und das Wasser auf 70 Grad erhitzt haben, den Tee tropfenweise zugeben und unterrühren.
Abkühlen und setzen lassen, dann noch einmal mit den ätherischen Ölen durchrühren und in kleine verschließbare Gefäße füllen.

Erfrischende Kreme für großporige, schlecht durchblutete Haut.

Pfefferminzkreme:

Zutaten: 15 g Bienenwachs, 45 g Lanolin, 125 ml Distelöl, 125 ml Pfefferminztee, 1 TL Honig, 3 Tropfen Pfefferminzöl.

Herstellung: Frische oder getrocknete Pfefferminze in Wasser kurz aufkochen und 20 Minuten ziehen lassen, den Absud abseihen.
Bienenwachs, Honig und Lanolin im Wasserbad schmelzen, langsam das Distelöl dazurühren. Sobald sich die Fettphase und der Tee auf 70 Grad erhitzt haben, den Tee tropfenweise zugeben und unterrühren.
Abkühlen und setzen lassen, dann noch einmal mit den ätherischen Ölen durchrühren und in kleine verschließbare Gefäße füllen.

Pflegende, beruhigende Kreme für gereizte Haut.

Johanniskrautkreme:

Zutaten: 15 g Bienenwachs, 45 g Lanolin, 125 ml Johanniskrautöl, 125 ml destilliertes Wasser, ätherisches Öl (5 Tropfen Johanniskraut).

Herstellung: Blüten, besser Knospen des Johanniskrautes, werden mit einer Holzrolle etwas angequetscht und mindestens 3 Wochen in einem guten kalt gepressten Öl (evtl. Olivenöl, Weizenkeimöl) an einen warmen Ort gestellt. Man sollte 2-mal täglich schütteln. Dann abseihen, dabei die Blüten gut ausdrücken.
Bienenwachs und Lanolin im Wasserbad schmelzen, langsam das Johanniskrautöl dazurühren. Sobald sich die Fettphase und das Wasser auf 70 Grad erhitzt haben, das Wasser tropfenweise zugeben

und unterrühren. Abkühlen und setzen lassen, das ätherische Öl unterrühren und in kleine verschließbare Gefäße füllen.

Birkenkreme mit Karottenöl:

Zutaten: 15 g Bienenwachs, 45 g Lanolin, 125 ml Birkenblätterabsud, 125 ml Karottenöl, 1 TL Honig, 5 Tropfen Lapachoelixier, ätherische Öle (z. B. 5 - 10 Tropfen Karottensamen).

Herstellung: Frische oder getrocknete Birkenblätter in Wasser kurz aufkochen und 20 Minuten ziehen lassen, den Absud abseihen.

Bienenwachs, Honig und Lanolin im Wasserbad schmelzen, langsam das Karottenöl (fertig gekauft!) dazurühren. Sobald sich die Fettphase und das Wasser auf 70 Grad erhitzt haben, Tee, Lapachoelixier und ätherisches Öl tropfenweise zugeben und unterrühren.

Abkühlen und setzen lassen, dann noch einmal durchrühren und in kleine verschließbare Gefäße füllen.

Straffende Kreme für Mischhaut und normale Haut.

Kräuterkreme:

Zutaten: 15 g Bienenwachs, 45 g Lanolin, 100 ml Jojobaöl, 25 ml Kräuteröl, 1 TL Honig, 5 Tropfen Lapachoelixier, 3 Tropfen Grapefruitkernextrakt, 125 ml Kräutertee.

Herstellung: Kräuter, Rosmarin, Salbei, Thymian oder Kamille müssen 3 Wochen in Weizenkeimöl gelegt und an einen warmen Ort gestellt werden. Man sollte 2-mal täglich schütteln. Dann abseihen, dabei die Blätter gut ausdrücken.

Frische oder getrocknete Kräuter wie Rosmarin, Salbei, Thymian oder Kamille in Wasser kurz aufkochen und 20 Minuten ziehen lassen, den Absud abseihen.

Bienenwachs, Honig und Lanolin im Wasserbad schmelzen, langsam das Jojobaöl und das Kräuteröl dazurühren. Sobald die Fettphase und der Tee auf 70 Grad erhitzt sind, Tee, Lapachoelixier und ätherisches Öl tropfenweise zugeben und unterrühren. Abkühlen und setzen lassen, dann noch einmal durchrühren und in kleine verschließbare Gefäße füllen.

Pflegende Kreme für alle Hauttypen.

Nach dem angegebenen Prinzip werden alle folgenden Kremen hergestellt.

Honignährkreme:

3 EL Lanolin, 2 EL Mandelöl, 1 EL Honig, 2 EL Holunderblütenaufguss in doppelter Konzentration, 2 - 5 Tropfen Rosenöl, Lavendelöl.

Man kann kleine Hautunreinheiten beseitigen, indem man das Gesicht mit Hafermehl oder Mandelkleie wäscht. Damit das Säuregleichgewicht erhalten bleibt, betupft man die Gesichtshaut anschließend mit einer Mischung aus Apfelessig und destilliertem Wasser, oder man presst den Saft einer Zitrone aus und verteilt diesen Saft großzügig auf dem Gesicht. Die Haut erscheint dann wunderbar genährt und ist noch aufnahmefähiger für eine wirkstoffreiche Kreme.

Kamillen- und Rosmarinkreme:
15 g Bienenwachs, 90 ml Distelöl, 4 EL Kamillen- oder Rosmarinaufguss, 1 TL Sheabutter,1 EL Lanolin, 2 - 5 Tropfen Karottensamen.

Rosenblütenkreme:
15 g Bienenwachs, 45 g Lanolin, 125 ml Rosenwasser, 125 ml Hanföl, 5 Tropfen Rose indisch.

Schafgarbenkreme:
15 g Bienenwachs, 45 g Lanolin, 125 ml Schafgarbenölauszug (Sojaöl), 125 ml Schafgarbentee, 1 TL Honig, 4 - 8 Tropfen Geranie.

Sanddornöl-Weizenkeimöl-Kreme:
15 g Bienenwachs, 45 g Lanolin, 120 ml Weizenkeimöl, 5 ml Sanddornöl, 125 ml Rosenwasser oder Orangenblütenwasser 4 - 5 Tropfen Lavendel.

Kürbiskernöl-Walnussöl-Kreme:
15 g Bienenwachs, 40 g Lanolin, 5 g Kakaobutter, 100 ml Walnussöl, 25 ml Kürbiskernöl, 125 ml Mairosenwasser, 5 Tropfen Rose.

Kamille-Jojobaöl-Kreme:
15 g Bienenwachs, 40 g Lanolin, 5 g Sheabutter, 125 ml Jojobaöl, 125 ml Kamillenwasser, 4 Tropfen Kamille römisch.

Macadamianussöl-Kreme:
15 g Bienenwachs, 30 g Lanolin, 15 g Kakaobutter, 125 ml Macadamianussöl, 125 ml Lavendelwasser, 5 Tropfen Duftmischung aus hochwertigen ätherischen Ölen (Zitrone, Orange, Grapefruit).

Holunderblütenkreme:
125 ml Holunderblüten-Ölauszug (Hanföl), 2 EL Lanolin, 5 g Bienenwachs, 1 TL Honig.

Karotten-Honig-Kreme:
25 g Lanolin, 10 g Bienenwachs, 15 g Sheabutter, 50 ml Karottenöl, 1 TL Honig, 25 ml Lavendelwasser oder Rosenwasser, 5 Tropfen Karottensamen.

Multivitaminkreme:
25 g Sheabutter, 10 g Lanolin, 5 g Bienenwachs, 3 Tropfen Sanddornöl, 20 ml Rosenwasser, 40 ml Weizenkeimöl, 10 ml Karottenöl, 1 TL Honig, 2 Tropfen Jasmin.

Dreierleiölkreme:
15 g Lanolin, 10 g Kakaobutter, 1 TL Honig, 5 g Bienenwachs, 30 ml Lavendelölauszug, 30 ml Ringelblumenölauszug, 30 ml Kamillenölauszug, 5 Tropfen hochwertiges ätherisches Öl.

Aloe-vera-Kreme:
50 ml Aloe-vera-Öl, 30 ml Aprikosenkernöl, 15 g Lanolin, 10 g Kakaobutter, 5 g Bienenwachs, 1 TL Honig, 20 ml Kamillenwasser, je 3 Tropfen Kamille und Lavendel vera.

Walnuss-Kürbiskernöl-Kreme:
1 TL Honig, 25 g Sheabutter, 10 g Lanolin, 5 g Bienenwachs, 30 ml Walnussöl, 10 ml Kürbiskernöl, 20 ml Jojobaöl, 5 Tropfen Duftmischung aus Orange, Grapefruit und Limette.

Grapefruitkreme:
10 Tropfen Grapefruitkernextrakt, 15 g Lanolin, 5 g Bienenwachs, 10 g Kakaobutter, 40 ml Sonnenblumenöl, 40 ml Distelöl.

Universalrezept für eine Salbengrundlage:
1 Eigelb, 1 TL Apfelessig naturtrüb, 1 EL Jojobaöl, Avocadoöl oder Weizenkeimöl.
Im Mixer Eigelb schaumig schlagen und Essig dazugeben. Das Öl tropfenweise dazugeben und dabei ständig rühren, damit die Kreme nicht gerinnt.
Die Salbe wird wie eine Majonäse gerührt, bis sie geschmeidig ist. Sie ist sehr leicht, da Lanolin und Bienenwachs fehlen. Die Zubereitung nimmt nur wenige Minuten in Anspruch und lohnt sich auch für kleine Mengen.

Apfel-Essigsalbe:
Universalrezept, 1 TL Apfelmus, Saft von einem Apfel, 1 TL Akazienhonig.

Ananas-Essigsalbe:
Universalrezept, 1TL Fruchtfleisch fein pürieren, 1 TL Blütenhonig.

Avocado-Jogurt-Kreme:
Universalrezept, 1 TL Fruchtfleisch, 1 TL Jogurt.

Wenn Hautschäden nach Sonnenbrand oder Austrocknung aufgetreten sind, helfen einige Kräuter bei der Normalisierung. Gurkensaft kühlt die Haut, ebenso Tee aus Holunder, Kamille, Lavendel oder Brennnessel. Roh geriebene Kartoffel oder Kartoffelsaft ist ebenfalls ein heilendes Mittel. Um die Haut zu beruhigen, vermischt man 3 TL Pflanzenöl mit 2 EL Apfelessig und 7 Tropfen Lavendel. Diese Mischung, großzügig aufgetragen, unterstützt die Regeneration.

Lippenpflege erübrigt sich, wenn man ausreichend Vitamin B zu sich nimmt. Sollten sie aber durch Temperaturschwankungen aufspringen, behilft man sich mit einer Salbe aus 1 TL Honig, 1 TL geschmolzenem Bienenwachs und 2 TL Pflanzenöl. Die Zutaten werden verrührt. Die Kreme macht die Lippen weich und zart.

Gesichtsmilch

Honig-Buttermilch:

Diese pflegende Milch hält sich im Kühlschrank bis zu 2 Wochen. 150 ml Buttermilch erwärmen und im Wasserbad mit 150 ml Kräuterölauszug (Kamille, Holunder) und 2 EL Honig verrühren.

Kamillenmilch:

Für trockene Haut bereitet man 40 ml Kamillenölauszug aus Sonnenblumenöl und mischt mit 120 ml Jojobaöl. 10 g Lanolin im Wasserbad schmelzen, das Öl dazugießen und auf etwa 70 Grad erwärmen. 20 ml erwärmtes Rosenwasser tropfenweise beimengen, dabei ständig rühren.

Thymianmilch:

Für fette Haut; 50 ml Thymianölauszug (Hanföl), 110 ml Distelöl, 10 g Lanolin, 20 ml Kamillenwasser; Zubereitung wie oben.

Petersilienmilch:

50 ml Petersilien-Ölauszug (Olivenöl), 30 ml Aprikosenkernöl, 40 g Lanolin.

Gesichtsöle

Fette Haut

50 ml Jojobaöl, 10 Tropfen Bergamotte, 10 Tropfen Zitrone, 5 Tropfen Lavendel.

Trockene Haut

25 ml Avocadoöl, 25 ml Weizenkeimöl, 5 Tropfen Rose, 10 Tropfen Lavendel, 10 Tropfen Geranie.

Normale Haut

25 ml Sonnenblumenöl, 25 ml Hanföl, 15 Tropfen Lavendel, 5 Tropfen Geranie, 5 Tropfen Rosenholz.

Reife Haut

25 ml Hagebuttenkernöl, 20 ml Weizenkeimöl, 5 ml Jojobaöl, 10 Tropfen Lavendel, 5 Tropfen Karottensamen, 5 Tropfen Neroli, 4 Tropfen Rose.

Haarkuren und Shampoos

Brennnessel-Birkenblätter-Lotion:

250 ml Apfelessig, 20 g Brennnesselblätter, 20 g Birkenblätter, 1 l destilliertes Wasser, 40 Tropfen Lavendel. Kräuter in Apfelessig ansetzen. 14 Tage stehen lassen, mit Wasser auffüllen.

Rosmarinlotion:

250 ml Apfelessig mit 20 g Rosmarinblättern ansetzen und 14 Tage stehen lassen. 100 ml Rosmarinwasser hinzufügen und in dunkle Flaschen füllen.

Thymianlotion:

Je 1 EL Thymian, Rosmarin, Zinnkraut, Salbei in 250 ml Apfelessig ansetzen. 14 Tage stehen lassen, abseihen, 50 ml destilliertes Wasser und 100 ml Salbeiwasser dazugeben.

Kurpackungen:

Geben Sie in eine Schüssel das Eigelb und rühren Sie tropfenweise die jeweiligen Pflanzenöle mit einem Schneebesen unter. Es entsteht eine Majonäse. Ätherische Öle werden zum Schluss in die Masse gegeben.

Normales Haar

1 Eigelb, 1 TL Sonnenblumenöl, 1 TL Aprikosenkernöl, 3 Tropfen Lavendel, 3 Tropfen Limette.

Trockenes Haar

1 Eigelb, je 1 TL Traubenkernöl und Avocadoöl, 4 Tropfen Rose.

Strapaziertes Haar

1 Eigelb, je 1 TL Olivenöl und Johanniskrautöl, je 3 Tropfen Kamille und Lavendel.

Fettes Haar

1 Eigelb, 2 TL Jojobaöl, 3 Tropfen Manuka, 2 Tropfen Lavendel.

Schuppen

1 Eigelb, 1 TL Kamillenöl, 1 TL Johanniskrautöl, 4 Tropfen Rosmarin.

Haarshampoo, Grundrezept:

50 g Kräuter, 50 g Silberseife, 10 g Pottasche, 750 ml destilliertes Wasser, 50 g Alkohol.

Die regelmäßige Anwendung einer Kräuterspülung oder Haarkur verleiht dem Haar Glanz, Fülle und gesundes Aussehen.

Dünnes Haar soll mit Kräutern behandelt werden. Es bewährt sich die regelmäßige Massage mit Auszügen aus Petersilie, Birkenblättern und -saft, Thymian und natürlich Brennnessel. Die Durchblutung der Kopfhaut wird durch regelmäßige Massagen und durch viel Bürsten angeregt. Spülungen mit Kräutern und Essig wirken positiv auf den Säureschutzmantel der Kopfhaut. Man nimmt auf ½ l Wasser 5 EL frische Kräuter und ¼ l Obstessig.

Spülungen aus: Brennnesselblättern, Zitronenöl, Saft und Schale einiger ungespritzter Zitronen, Salbeiblättern, Löwenzahnblüten, Birkenblättern, Lavendelblüten. Immer einen starken Tee bereiten, den man mindestens 3 Stunden ziehen lässt. Über das Haar gießen, nicht mehr ausspülen.

Lavendelshampoo:

50 g getrocknete Lavendelblüten, 750 ml destilliertes Wasser, 50 g Silberseife, 10 g Pottasche, 50 ml Lavendelblütentinktur.

Blüten werden mit ¼ l des kochenden Wassers übergossen. Man lässt sie drei Stunden ziehen und gießt sie ab. Das restliche Wasser zum Kochen bringen und die Silberseife darin auflösen. Pottasche dazugeben und ¼ Stunde kochen lassen. Abkühlen lassen und Lavendeltinktur beigeben. In dunkle Flaschen füllen.

Kamillenshampoo:

40 g Kamillenblüten, 750 ml destilliertes Wasser, 50 g Silberseife, 10 g Pottasche, 50 g Kamillentinktur.

Zubereitung siehe oben.

Hennashampoo:

1 EL rot färbendes Hennapulver, 750 ml destilliertes Wasser, 50 g Silberseife, 10 g Pottasche, 50 g Vanilletinktur.

Körperpuder

Grundrezept:

100 g Talkum, 100 g Weizenstärke, 1 TL Alkohol 70 %, 10 Tropfen ätherische Öle.

Alle Zutaten werden gut vermischt. Das ätherische Öl wird im Alkohol aufgelöst und tropfenweise mit dem Puder vermischt.

Sommerpuder:

Grundrezept und 10 bis 15 Tropfen Duftmischung (Orange, Jasmin, Bergamotte).

Für exotischen Duft Grundrezept und 10 bis 15 Tropfen Duftmischung (Sandelholz, Rose, Ylang Ylang).

Sie können entweder nur eine Sorte verwenden oder eine Mischung mit ansprechender Duftnote.

Bäder

Badezusätze aus Kräutern wirken beruhigend, belebend, entspannend und anregend.

Kräuteraufguss:

50 - 100 g Kräuter werden in eine Kanne gegeben, anschließend mit 1 l kochendem Wasser überbrüht. 30 Minuten ziehen lassen und

durch das Sieb ins Badewasser gießen.

Kräuterabkochung:

50 - 100 g Kräuter in einen Kochtopf mit 1 l Wasser geben und langsam zum Kochen bringen. 30 Minuten ziehen lassen und ins Badewasser schütten.

Kräutersäckchen:

Stoffsäckchen werden mit Kräutern gefüllt und mit einer Kordel zugebunden. Das Säckchen muss direkt unter dem Wasserhahn aufgehängt werden, während das heiße Wasser in die Wanne läuft.

Waschsäckchen:

Wird gefüllt mit 4 EL Kräutern und 2 EL Hafermehl. Hat eine beruhigende und glättende Wirkung auf die Haut. Beseitigt abgestorbene Hautzellen.

Badeessig:

600 ml Apfelessig, 600 ml destilliertes Wasser, 100 g Kräuter. Diese Zutaten vorsichtig zum Siedepunkt bringen. Kochtopf von der Feuerstelle nehmen und 12 Stunden ziehen lassen. Danach in Flaschen füllen. Reicht für 3 Bäder.

Rosmarin-Melissen-Bad:

20 g Rosmarin und 30 g Melisse werden in 250 ml Apfelessig angesetzt. 28 Tage ziehen lassen, abseihen und 2 EL Hagebuttenkernöl dazugeben.

Lavendel-Kamillen-Bad:

50 g Lavendel, 50 g Kamille, 350 ml Apfelessig, 30 Tropfen Lavendelöl. Zubereitung wie Rosmarinbad.

Orangenblütenbad:

200 ml Orangenblütenwasser, 150 ml Apfelessig, 40 Tropfen Orangenöl.

8 Tage kühl stehen lassen und in dunklen Flaschen abfüllen.

Frühlingsbad mit Kräutern:

100 g Lavendelblüten, 100 g Brombeerblättern, 1 Tasse Honig, 300 ml Apfelessig, 30 Tropfen Lavendel oder Rosmarin. Einen Essigauszug aus Lavendel und Brombeerblättern machen. 14 Tage stehen lassen. Dann abseihen und 1 Tasse Honig hinzufügen. Reicht für 2 Bäder.

Für fettige Haut nimmt man Kamille und Schafgarbe.

Für erfrischende, anregende Bäder Rosmarin und Melisse.

Bei Hautproblemen und Gewebeschwäche nimmt man Zinnkraut (Schachtelhalm) oder Pfefferminze.

Zur Entspannung nimmt man Melisse, Frauenmantel und Lavendel.

In jedes Vollbad gehören ein paar Tropfen Zitrusöl. Dies wirkt wie ein Stimmungsaufheller und reinigt die Atmosphäre.

Jedes Bad mit Meersalz hat beruhigende Wirkung, ist gut für die Haut und wohltuend für gestresste Menschen, es beeinflusst die lästige Zellulitis positiv.

Nicht immer ist ein Vollbad nötig. Auch Teilbäder sind wirksam. Die Badedauer soll vorerst 10 Minuten nicht überschreiten, später kann man sie auf 20 Minuten ausdehnen. Teilbäder sind besonders bei schmerzenden Gelenken, Füßen oder Händen hilfreich. Die Badetemperatur sollte annähernd Körperwärme, also etwa 37 Grad Celsius betragen.

Sommerbad mit Kräutern:

100 g Lavendelblüten, 100 g Ringelblumenblüten, 10 g Brombeerblätter, 20 g Pfefferminze, 1 Tasse Honig, 10 Tropfen Spearmint. Diese Kräutermischung hat eine wunderbar klärende, reinigende und erfrischende Wirkung. Ideal für müde, schlecht durchblutete Haut.

Kräuterfußbad:

50 g Kräuter in 900 ml destilliertem Wasser aufkochen und 30 Minuten ziehen lassen, abseihen und 2 EL Meersalz hinzugeben. ¼ l Kräutersud reicht für ein Fußbad. Folgende Kräuter eignen sich für ein Fußbad: Lavendel (erfrischend), Majoran (beruhigend), Liebstökkel (desodorierend), Pfefferminze (tonisierend), Salbei (beruhigend, heilend), Schachtelhalm (hemmt Fußschweiß), Thymian (reinigend), Himbeerblätter (adstringierend).

Honig-Molke-Bad:

100 ml Honig, 1 l Molke, 10 Tropfen Grapefruit, 10 Tropfen Limette. Honig in Molke auflösen und ins Wasser geben.

Meersalz-Honig-Bad:

150 g Meersalz, 80 ml Honig, 500 ml Milch, 1 EL Weizenkeimöl, 10 Tropfen Karottensamen.

Lavendel-Honig-Bad:

2 EL Lavendelölauszug (Sesamöl), 300 ml Wasser, 50 ml Honig, 1 Tasse Sahne, 10 Tropfen Rose, 2 Tropfen Lavendel.

Kamille-Honig-Bad:

250 ml Apfelessig, 3 EL Kamillenölauszug (mit Hanföl), 50 ml Honig, 2 EL Sahne, 5 Tropfen Römische Kamille, 10 Tropfen Orange.

Johanniskrautöl-Honig-Bad:

200 ml Apfelessig, 50 ml Honig, 3 EL Johanniskrautöl, 5 Tropfen Lavendel, 10 Tropfen Geranie, 2 Tropfen Grapefruit, 2 EL Sahne.

Aroma-Meersalz-Bad:

100 - 200 g Meersalz sind die Grundlage, dazu gibt man ätherische Öle in den folgenden Mischungen:

– je 5 Tropfen Rosmarin, Wacholder, Fichtennadel und Lavendel
– je 10 Tropfen Bergamotte und Grapefruit

– je 10 Tropfen Orange, Sandelholz und 5 Tropfen Neroli
– je 10 Tropfen Geranie, Ylang Ylang und 5 Tropfen Weihrauch
– je 5 Tropfen Geranie, Zeder, Ingwer, Rosmarin
– je 5 Tropfen Wacholder, Lemongras und Limette
– je 6 Tropfen Bergamotte, Rosmarin und Zitrone

Winterbad mit Kräutern:

1 Tasse Senfpulver, 1 TL Senföl, je 1 Tasse Thymian, Salbei, Rosmarin, 10 - 20 Tropfen ätherische Öle (Mischung: Thymian, Salbei, Lavendel).

Senfpulver wird in die trockene Badewanne geschüttet und man lässt heißes Wasser ein. Aus den Kräutern wird ein starker Tee bereitet und mit 1 TL Senföl vermischt. Diese Mischung gibt man ins Badewasser, während man in der Wanne sitzt. Das Winterbad ist auch sehr zu empfehlen, wenn man durchfroren nachhause kommt. Badedauer 10 - 15 Minuten.

Ringelblumen-Lavendel-Bad:

150 g Ringelblume, 150 g Lavendelblüten, 1 Tasse Honig, 2 EL Apfelessig, 2 l destilliertes Wasser. Blüten im Wasser zum Kochen bringen, anseihen und den Honig dazugeben. 10 – 30 Tropfen ätherische Öle dazugeben und in Flaschen füllen. Reicht für 2 Vollbäder.

Wer schwer einschläft, braucht ein Melissenbad oder -teilbad. Es ist ausgesprochen schlaffördernd.

Als Fußbad bei Schweiß oder schweren Beinen ist Eichenrinde zu empfehlen, auch Aufkochungen aus Walnussblättern und die ätherischen Öle Lavendel, Melisse, Rosmarin, Sandelholz, Teebaum und Grapefruit.

Lippenpflege

Eine Wohltat für trockene Lippen sind Avocadoöl, Mandelöl, Jojobaöl, Nachtkerzenöl, Weizenkeimöl und Aprikosenkernöl. Die Lippen blühen buchstäblich auf.

Einfacher Lippenbalsam:

Zutaten: 10 ml Weizenkeimöl, 20 ml Nachtkerzenöl, 20 ml Avocadoöl, 10 g Bienenwachs, 1 TL Honig, 2 Tropfen Mandarinenöl/Zitrusöl.

Herstellung: Bienenwachs und Honig schmelzen, Weizenkeimöl, Nachtkerzenöl und Avocadoöl erwärmen und zur Schmelze geben, alles gut verrühren. Wenn der Balsam abgekühlt ist, wird das ätherische Öl dazugegeben.

Pflegebalsam für eingerissene und aufgesprungene Lippen:

Zutaten: 20 g Ringelblumenöl, 1 TL Lanolin, 3 g Bienenwachs, 2 TL

Ringelblumenblüten, 5 g Ringelblumentinktur, 1 TL Honig, 2 Tropfen Kamillenöl.

Herstellung: Blüten in Ringelblütenöl geben, 15 Minuten erhitzen, ohne zu kochen, dann abseihen. Ringelblumenöl, Lanolin und Honig miteinander erhitzen, Bienenwachs zugeben, bis es geschmolzen ist, rühren, bis die Mischung kremig wird. Tinktur unterrühren und zum Schluss, wenn die Kreme abgekühlt ist, das Kamillenöl dazugeben.

Balsam für strapazierte und trockene Lippen:

Zutaten: 20 g Kamillenöl, 1 TL Sheabutter, 3 g Bienenwachs, 2 TL Ringelblumenblüten, 5 g Kamillentinktur, 1 TL Honig, 2 Tropfen Schafgarbenöl.

Herstellung: Sheabutter und Honig schmelzen lassen. Kamillenöl und Blüten zugeben. 15 Minuten erhitzen, ohne zu kochen. Gut umrühren und anschließend abseihen. Bienenwachs zugeben, bis es geschmolzen ist und die Mischung kremig wird. Tinktur unterrühren. Wenn die Kreme abgekühlt ist, das Schafgarbenöl dazugeben.

Rosenbalsam:

Zutaten: 25 ml Nachtkerzenöl, 25 ml Jojobaöl, 1 TL Honig, 5 g Bienenwachs, 5 Tropfen Rose bulgarisch.

Herstellung: Bienenwachs und Honig schmelzen lassen. Nachtkerzenöl und Jojobaöl zugeben. Gut umrühren, bis die Mischung kremig wird. Wenn die Kreme abgekühlt ist, kommt das Rosenöl hinzu.

Handpflege

Die Hände sollte man genauso gründlich pflegen wie das Gesicht. Sie sind die Visitenkarte des Menschen.

Wie unser Gesicht sind auch unsere Hände ständig an der Luft und den Umwelteinflüssen ausgesetzt. Besonders die Haut des Handrückens bedarf der Pflege. Der Kontakt mit Spül-, Wasch- oder Lösungsmitteln fordert seinen Tribut: Die Haut wird rau, spröde und rissig. Auch Alterungsvorgänge wie Runzeln und Falten machen sich unschön bemerkbar. Ich empfehle unbedingt ein wenig Gymnastik. Die Arme ausstrecken und mit beiden Händen nach links und rechts kreisen, dabei die Daumen so weit wie möglich abspreizen. Danach abwechselnd die Hände zur Faust ballen und die Finger kräftig strecken.

Pflegebalsam:

Grundrezept-Zutaten: 30 ml Aprikosenkernöl, 20 ml Weizenkeimöl, 10 g Bienenwachs, 5 g Sheabutter, 20 Tropfen ätherische Öle, 1 Handvoll Blüten oder Kräuter.

Herstellung: Blüten werden mit dem Öl in einem Becherglas, im Wasserbad 30 Minuten auf zirka 40 Grad erwärmt, dann Blüten aus dem Öl entfernen, Bienenwachs und Sheabutter dazugeben und im Wasserbad nochmals erhitzen, bis das Ganze geschmolzen ist. Danach kaltrühren, ätherische Öle zugeben und in Tiegel füllen.

Balsam für aufgesprungene, rissige, strapazierte Hände:

Grundrezept herstellen, 1 Hand voll Kamillenblüten verwenden. Ätherische Öle: 2 Tropfen Sanddornöl, 10 Tropfen Myrre, 5 Tropfen Benzoe und 5 Tropfen Immortelle.

Beinwellkreme:

Grundrezept, dazu 5 g Beinwellwurzel; ätherische Öle: 10 Tropfen Lavendel, 5 Tropfen Geranie, 5 Tropfen Orange.

Lavendelkreme:

Grundrezept, dazu 1 Hand voll Lavendelblüten; ätherische Öle: 5 Tropfen Karottenöl, 10 Tropfen Lavendel, 3 Tropfen Geranie, 5 Tropfen Karottensamen.

Melissenkreme:

Grundrezept, dazu 1 Hand voll Melisse; ätherische Öle: 5 Tropfen Aloe-vera-Öl, 3 Tropfen Rose indisch, 2 Tropfen Rosenholz.

Rosenblüten-Handkreme:

Grundrezept, dazu 1 Hand voll Rosenblüten und 1 TL Avocadoöl, 5 Tropfen Rose bulgarisch.

Blutwurzkreme:

Grundrezept, dazu 5 g pulverisierte Blutwurz; ätherische Öle: 4 Tropfen Wildrosenöl, 2 Tropfen Sandelholz, 3 Tropfen Rosenholz, 1 Tropfen Rose.

Holunderkreme:

Grundrezept mit 1 Hand voll Holunderblüten, 4 Tropfen Nachtkerzenöl, 4 Tropfen Kamille, 5 Tropfen Karottensamen.

Ist es nicht herrlich, wenn man frische Lebensmittel auch für die Schönheitspflege verwenden kann? Ich möchte niemanden nahelegen, für diese Handkreme täglich frische Mayonaise zu rühren, aber einmal pro Woche sollte man sich für die Herstellung Zeit nehmen.

Lilienwurzel-Regenerationskreme:

Diese biologisch hochwertige Kreme dringt sehr rasch in die Haut ein und führt ihr Fett und Feuchtigkeit zu.

Zutaten: 2 EL Lilienwurzel, ¼ l Wasser, 30 g Hanföl, 2 TL Lanolin, 4 g Bienenwachs, 5 g Kakaobutter, 5 Tropfen Kamille.

Herstellung: Zuerst wird aus der Lilienwurzel ein Absud hergestellt. Lilienwurzel mit dem destillierten Wasser 1 Stunde zugedeckt schwach sieden lassen. Den Absud vom Herd nehmen und 2 Stunden ziehen lassen. Anschließend wird die Flüssigkeit gefiltert (Kaffeefilter). Dabei nicht die Geduld verlieren, die Flüssigkeit fließt nur langsam durch den Filter. Um die Kreme weiterverarbeiten zu können, brauchen Sie 40 g Flüssigkeit; was darüber hinaus übrig bleibt, für später aufbewahren. Im Wasserbad werden Lanolin, Bienenwachs und Kakaobutter geschmolzen. Nun fügen Sie das Hanföl hinzu und erwärmen es auf 70 Grad. Der Lilienwurzelabsud, der auch etwa 70 Grad Temperatur haben muss, wird mit dem Handmixer unter die Fettschmelze gerührt. Wenn die Kreme erkaltet ist, fügen Sie das Kamillenöl hinzu.

Eine Neuheit unter den Handkremen sind Frischkremen. Die tägliche Anwendung dieser Traumkreme macht aus jeder strapazierten, rissigen und ausgelaugten Haut, speziell am Handrücken, innerhalb weniger Wochen eine vitale, straffe Haut. Das kann ich garantieren, da ich es selbst schon oftmals ausprobiert habe. Die Kremen werden aus frischem Ei, kaltgepresstem Öl und Zitronensaft zubereitet.

Grundrezept (Frischkreme):

Zutaten: 1 Eidotter, Avocado- oder Olivenöl, Saft von 1 - 2 Zitronen.

Herstellung: Eidotter mit dem Mixer schaumig rühren, tropfenweise Öl einrühren, bis eine dicke, fast weiße, kremige Majonäse entstanden ist, den Saft der Zitrone ebenfalls unterschlagen. Im Kühlschrank aufbewahren und täglich verwenden.

Grundrezept (Nährkreme):

Zutaten: 10 g Lanolin, 10 g Sonnenblumenöl, 10 g Aprikosenkernöl, 10 g Avocadoöl, 5 g Kakaobutter, 5 g Bienenwachs, 40 g Orangenblüten-

wasser (kann auch Tee sein), ½ TL Honig, 5 Tropfen ätherisches Öl.
Herstellung: Lanolin, Öle, Honig und Kakaobutter schmelzen, auf etwa 70 Grad erwärmen. Tee oder Blütenwasser ebenfalls auf 70 Grad erwärmen, tropfenweise in die Fettmasse einrühren. Das ätherische Öl erst zugeben, wenn die Kreme kaltgerührt ist.

Butterkreme für sehr spröde Haut:

Zutaten: 1 TL Butter, 1 TL Nährkreme, etwas Zitronensaft.
Herstellung: Verrühren Sie die handwarme Butter mit einem Handmixer in einer Schale; Nährkreme und Zitronensaft dazugeben, so lange rühren, bis eine Art Majonäse entstanden ist. Bei sehr rissiger und ausgelaugter Haut sollte man diese Kreme öfters verwenden.

Fruchtsaft und Gemüsesaftkremen:

Zutaten: Es eignen sich frisch gepresster Karottensaft, Apfelsaft, Zitronensaft, Brombeersaft, Selleriesaft, Orangensaft oder eine Mischung aus Papaya, Pampelmuse, Ananas, Grapefruit, die verwende ich besonders gerne.
Herstellung: Wie Grundrezept Nährkreme, nur statt dem Orangenblütenwasser (Tee) Fruchtsaft oder Gemüsesaft verwenden.

Diese Kreme bzw. Packungen müssen abgewaschen werden.

Pfirsichkreme:

Zutaten: 1 Pfirsich, 1 TL Nährkreme, 1 Spritzer Weizenkeimöl, 5 Tropfen Karottensamen.
Herstellung: Das weiche Fruchtfleisch pürieren, Nährkreme, Pflanzenöl und ätherisches Öl dazugeben.
Die herrliche Fruchtkreme fördert die Durchblutung, ist erfrischend und belebend. Die Fruchtkreme gut einziehen lassen. Danach abspülen und wenn notwendig mit der Nährkreme einreiben.

Wildrosen - Jogurt-Kreme:

Zutaten: 1 EL Jogurt, 1 TL Nährkreme, ½ TL Wildrosenöl, 3 Tropfen Rose.
Herstellung: Jogurt, Nährkreme, Pflanzenöl und ätherisches Öl miteinander vermischen.
Ein guter Stabilisator für die Haut, stärkt und erfrischt. Die Kreme gut einziehen lassen, danach abspülen und falls notwendig mit der Nährkreme nachkremen.

Traumhafte Fruchtkreme bei müder, nervöser und schlecht durchbluteter Haut. Will man sie über Nacht einwirken lassen, sollte man dick einkremen und Baumwollhandschuhe darüber ziehen.

Multivitaminfruchtkreme:

Zutaten: 1 EL Papayafruchtfleisch, ½ TL Jogurt, 4 Tropfen Sanddornöl, 5 Tropfen Obstessig, 1 EL Nährkreme.

Herstellung: Das weiche Fruchtfleisch pürieren, Nährkreme, Obstessig und Sanddornöl dazugeben. So lange rühren, bis eine homogene Mischung entstanden ist. Diese Fruchtkreme gut einziehen lassen. Danach abspülen.

Pflegende Nagelöle

Nagelöl 1:

Zutaten: 25 ml Rizinusöl, 25 ml Avocadoöl, 50 ml Jojobaöl, 1 Tropfen Rosenöl.

Herstellung: Alle Zutaten vermischen und mehrmals wöchentlich die Nägel einreiben.

Nagelöl 2:

Zutaten: 25 ml Mandelöl, 10 ml Avocadoöl, 4 Tropfen Lavendel, 4 Tropfen Sandelholz, 4 Tropfen Zypresse. Herstellung wie oben.

Nagelöl 3:

Zutaten: 25 ml Rizinusöl, 10 ml Jojobaöl, 20 Tropfen Zitrone.

Herstellung: Öle in dunkle Flaschen füllen und gut durchschütteln.

Fuß- und Beinpflege

Wenn Ihnen Ihre Füße und Beine etwas bedeuten, sollten Sie etwas für sie tun. Es gibt wohl kaum einen Körperteil, der so stark belastet ist wie die Füße.

Spätestens wenn die ersten Probleme beginnen, sollten Sie konsequent anfangen, Füße und Beine zu pflegen. Die Füße und Beine brauchen genauso viel Pflege wie Hände und Gesicht. Äußerlich können wir durch gezielte Gymnastik und ein ausgereiftes Bewegungsprogramm verschönernd einwirken.

Meine persönliche Übung ist ganz einfach: Flach auf dem Rücken liegend, zuerst das linke und dann das rechte Bein ausgestreckt anheben, bis es senkrecht nach oben zeigt. Das Bein langsam wieder ablegen und von neuem beginnen. Bis zu 100-mal durchführen. Die Füße werden gekräftigt, wenn man die Zehen so bewegt, als wollte man damit einen Ball festhalten. Die Übung so oft wie möglich, auch zwischendurch (unter dem Schreibtisch) durchführen.

Pflegebalsam:

Grundrezept-Zutaten: 5 g Bienenwachs, 5 g Kakobutter, 1/2 TL Bienenhonig, 1 TL Lanolin, 10 g Mandelöl, 10 g Traubenkernöl, 40 g Kräutertee, 2 Tropfen Karottensamen oder Geranie.

Herstellung: Im Wasserbad Lanolin, Bienenwachs und Kakaobutter schmelzen. Sobald eine klare Fettschmelze entstanden ist, gibt man die zwei Pflanzenöle dazu und erwärmt alles auf 70 Grad. Inzwischen erwärmt man auch den Kräutertee auf 70 Grad und löst den Honig darin auf. Tee zur Ölmischung geben und alles mit dem Mixer rühren, bis die Kreme auf Handwärme abgekühlt ist. Weiterrühren und mit dem ätherischen Öl parfümieren.

Gründliche Massagen mit Funktionsölen sind äußerst gesundheitsfördernd.

Fußbalsam 1 gegen Hornhautbildung:

Zutaten: 50 ml Grundrezept, Beinwellabsud, 14 Tropfen Benzoe, 11 Tropfen Teebaum.

Herstellung: Grundrezept herstellen, statt Kräutertee Beinwellabsud verwenden, Benzoe und Teebaum einrühren.

Fußbalsam 2:

Zutaten: 50 ml Grundrezept, 10 Tropfen Lavendel, 4 Tropfen Myrre, 5 Tropfen Kamille, 5 Tropfen Teebaum.

Fußbalsam 3:

Zutaten: 50 ml Grundrezept, 9 Tropfen Lavendel, 4 Tropfen Zeder, 4 Tropfen Zypresse, 4 Tropfen Zitrone.

Intensive Kräuterkreme:

Zutaten: 5 g Eibischwurzel, 10 g Schafgarbe, 5 g Kamillenblüten, 6 g Huflattich, 1 Tasse destilliertes Wasser, 2 TL Lanolin, 4 g Bienenwachs, 25 ml Jojobaöl, 15 ml Aprikosenkernöl, 1 TL Honig.

Herstellung: Die Kräuter zerkleinern und mit dem destillierten Wasser zum Kochen bringen. 10 Minuten köcheln lassen, dann durch ein Sieb abseihen. In der Zwischenzeit Lanolin, Bienenwachs und Honig im Wasserbad schmelzen und Aprikosenkernöl und Jojobaöl hinzugeben. Tee und Ölmischung müssen 70 Grad haben, wenn man sie zusammenrührt. Kräutersud in die Ölschmelze einrühren. Die Mischung bis zum völligen Erkalten weiterrühren.

Ideal zur Pflege trockener, empfindlicher Haut.

Eine hervorragende Vitaminquelle für Ihre Beine und ideal zur Pflege beanspruchter Füße und Hände ist die Karotten-Spinat-Kreme. Sie ist ein Hausmittel, das schon Generationen vor uns angewendet haben.

Karotten-Spinat-Kreme:

Zutaten: 1 EL Spinatsaft, 1 EL Karottensaft, 1 EL Lanolin, 5 g Bienenwachs, 1 TL Honig, 50 ml Jojobaöl, 10 ml Weizenkeimöl.

Herstellung: Für den Spinatsaft gekochten Spinat durch ein Sieb pressen. Karotten frisch pressen. Bienenwachs mit Lanolin und Honig im Wasserbad schmelzen. Jojobaöl und Weizenkeimöl erwärmen und in die Fettschmelze geben. Gemüsesäfte erwärmen und hinzufügen. Kreme bis zum Erkalten verrühren und in Kremedöschen füllen.

Jojoba-Honig-Kreme:

Diese Nährkreme ist ideal zur nächtlichen Pflege, weil sie die Regeneration der Hautzellen anregt.

Zutaten: 5 g Bienenwachs, 7 g Kakaobutter, 6 g Lanolin, 1 TL Bienenhonig, 20 ml Nachtkerzenöl, 30 ml Jojobaöl, 30 ml destilliertes Wasser, 2 Tropfen Zimtblätteröl, 5 Tropfen Mandarinenöl.

Herstellung: Bienenwachs, Honig, Kakaobutter und Lanolin im Wasserbad schmelzen. Nachtkerzenöl und Jojobaöl erwärmen und zur Fettschmelze hinzugeben. Alle Zutaten sollen annähernd 70 Grad haben. Destilliertes Wasser aufkochen, dem Ölgemisch zugeben und mit einem Handmixer durchrühren. Die dabei entstandene milchige Flüssigkeit wird beim Abkühlen langsam fest. Kurz vor dem Erkalten ätherische Öle zugeben.

Wohltuende Balsame für trockene, strapazierte Beine:

Balsam 1:

Zutaten: 25 ml Avocadoöl, 75 ml Hanföl, 20 g Bienenwachs, 10 g Sheabutter, 10 Tropfen Karottensamenöl.

Herstellung: Bienenwachs und Sheabutter im Wasserbad unter Rühren schmelzen lassen und die Ölmischung zugeben, mit dem Mixer rühren. Kurz vor dem Erkalten das Karottensamenöl zugeben.

Balsam 2:

Zutaten: 10 ml Weizenkeimöl, 20 ml Hagebuttenkernöl, 40 ml Aprikosenkernöl, 20 g Bienenwachs, 1 TL Lanolin, 4 Tropfen Rose. Herstellung wie oben.

Erfrischender Pflegebalsam:

Zutaten: 20 ml Weizenkeimöl, 10 ml Hanföl, 40 ml Mandelöl, 20 g

Bienenwachs, 1 TL Lanolin, 5 g Kakaobutter, 4 Tropfen Pfefferminze. Herstellung wie Balsam 1.

Regenerationsbalsam:

Zutaten: 50 ml Distelöl, 10 ml Hanföl, 5 Tropfen Sanddornöl, 50 ml Jojobaöl, 20 g Bienenwachs, 5 Tropfen Grapefruitöl. Herstellung wie Balsam 1.

Massageöl für Beine und Füße:

Grundrezept-Zutaten: 50 ml Jojobaöl, 20 ml Mandelöl, 30 ml Aprikosenkernöl.

Mischungen von ätherischen Ölen aus:

- je 13 Tropfen Lavendel fein, Salbei und Zypresse
- oder Muskatellersalbei, Wacholder und Zypresse oder Fichtennadel
- oder 13 Tropfen Bergamotte und 20 Tropfen Lavendel fein
- oder 6 Tropfen Jasminöl, 8 Tropfen Rosenöl, 10 Tropfen Rosenholzöl, 18 Tropfen Bergamottenöl.

Massageöl gegen Zellulitis:

Zutaten: Zu gleichen Teilen Jojobaöl, Weizenkeimöl, Walnussöl und Hanföl. Dazu Mischungen aus ätherischen Ölen. Entweder

- Geranie, Orange, Zypresse
- oder Origanum, Zitrone, Geranie

Herstellung: Die Öle in ein Gefäß geben und gut miteinander verschütteln oder verrühren, ätherisches Öl zugeben. Das Massageöl hält so lange wie die kaltgepressten Öle.

Sportler-Massageöl:

Zutaten: Zu gleichen Teilen Schwarzkümmelöl, Nachtkerzenöl, Avocadoöl und Sonnenblumenöl. Dazu ätherische Ölmischung:

- Wacholder, Rosmarin, Limette
- oder Salbei, Myrte, Rosmarin
- oder Zypresse, Zitrone, Wacholder

Herstellung wie oben.

Kräuteressig gegen müde Beine:

Zutaten: 1 EL Rosmarin, 1 EL Zitronenmelisse, 1 EL Pfefferminze, 1 EL Salbei, 1 Zitrone, ½ l Apfelessig, 100 g Hamameliswasser, 20 g Dinkelalkohol (96 %), 5 Tropfen Zitronenöl.

Dieser Essig wirkt erfrischend und belebend. Er eignet sich hervorragend zur täglichen Abreibung müder Beine und Füße.

Herstellung: Die Kräuter und die Schale der ungespritzten Zitrone gibt man in ein Gefäß mit breiter Öffnung und übergießt alles mit Apfelessig. Gut verschlossen 3 Wochen an einem warmen Ort stehen lassen. Dann seiht man den duftenden Kräuteressig ab und filtert ihn durch einen Kaffeefilter. Mit Hamameliswasser, Alkohol und Zitronenöl aufgießen. In dunkle Flaschen füllen und einmal gut durchschütteln.

Zitronenessig, erfrischend und adstringierend:

Zutaten: Schale von 1 Zitrone, ½ l Apfelessig, 20 g Dinkelalkohol (96 %), 50 Tropfen Zitronenöl, 10 Tropfen Grapefruitöl, 100 g Rosenwasser.

Herstellung: Die ungespritzte Zitronenschale gibt man in ein Gefäß mit breiter Öffnung und übergießt sie mit Apfelessig. Gut verschlossen 3 Wochen an einem warmen Ort stehen lassen. Danach wird der aromatische Zitronenessig abgegossen und mit Rosenwasser, Alkohol, Zitronen- und Grapefruitöl angereichert. In dunkle Flaschen füllen und einmal gut durchschütteln.

Essig für die Schönheit

In früheren Zeiten war Apfelessig ein gebräuchliches Mittel gegen zahlreiche Leiden. Auch zum Kochen, Putzen und zur Konservierung von Nahrungsmitteln0 fand er seine Verwendung. In der heutigen Zeit wird er auch gerne in der Schönheitspflege verwendet.

Ob in Verbindung mit Früchten, Gemüsen oder Heilpflanzen, jeder kann ohne großen Aufwand seinen Essig herstellen. Dazu braucht man nur einen so genannten Basisessig. Als Basisessig verwende ich Apfelessig naturtrüb.

Ein guter Apfelessig enthält eine Fülle von lebenswichtigen Aminosäuren, Enzymen und Vitaminen. Essigsäure ist für unseren Körper nichts Fremdes. Der Körper bildet selbst Essig, dadurch können viele Stoffwechselprozesse ablaufen. Wichtig ist, dass zur Herstellung von Apfelessig nur gesunde und frische Früchte, die möglichst aus biologischem Anbau stammen, verwendet werden.

Bevor Sie sich einen speziellen Essig zubereiten, sollten Sie die Zutaten mithilfe eines Fleischwolfs oder Mixers zerkleinern. Die Zutaten, die Sie verwenden, müssen von guter Qualität sein (KbA).

Für 500 ml Kräuteressig benötigen Sie 30 - 40 g getrocknete Kräuter oder 90 g frische Kräuter.

Für Gemüse und Fruchtessig benötigen Sie 100 - 150 g Fruchtfleisch.

Folgende Früchte können Sie für Ihren Fruchtessig verwenden:

Grapefruit, Ananas, Orange, Zwetschke, Feige, Dattel, Aprikose, Hagebutte, Johannisbeere, Brombeere, Walderdbeere, Heidelbeere usw.

Kräuteressig:

Johanniskraut, Melisse, Baldrian, Lavendel, Weißdorn, Kamille, Fenchel, Frauenmantel, Liebstöckel, Kümmel, Anis, Pfefferminze usw.

Gemüseessig:

Knoblauch, Sellerie, Zwiebel, Paprika, Pfeffer, Pfefferoni, Karotten usw.

Frühjahrskur:

Trinken Sie 16 Wochen lang 3-mal täglich ein Glas Wasser mit 1 TL Apfelessig und 1 TL Honig.

Erfrischungsgetränk:

In 1 l Apfelessig kommen insgesamt 250 g verschiedene Früchte, z. B. Aprikosen, Datteln, Feigen, Grapefruits, Brombeeren, Hagebutten, Ananas oder Pfirsiche. Wenn Sie nicht alle Obstsorten bekommen, erhöhen Sie einfach die Menge der anderen Früchte.
3 Wochen ansetzen, abseihen und in dunkle Flaschen abfüllen. Mit Wasser verdünnt, der ideale Durstlöscher (1 Glas Wasser, 1 TL Essig).

Apfelessig hat sich als guter Träger für Obst, Gemüse und Kräuter erwiesen. Essig schließt die Wirkstoffe der Zutaten besonders gut auf. Er enthält alle guten Elemente des Apfels in konzentrierter Form.

Würzessenzen

Da ich mich schon längere Zeit mit ätherischen Ölen befasse und gute Erfolge damit erzielen konnte, ist es meine tiefe innere Überzeugung, dass Würzessenzen auch in der Küche eine ideale Ergänzung und Bereicherung der Nahrung sind. Mit den Würzölen ist ein sparsamer und vorsichtiger Umgang angebracht. Weniger ist oft mehr. Da ätherische Öle höchst flüchtige Substanzen sind, sollten die Würzöle immer erst vor dem Servieren beigemengt werden.
Für die Herstellung von Würzölen benötigen Sie naturbelassene, kaltgepresste KbA-Pflanzenöle wie Distelöl, Hanföl, Sonnenblumenöl, Walnussöl, Haselnussöl, Olivenöl, Sesamöl, Sojaöl usw. Die ätheri-

Durch die Verwendung von Ölen und Gewürzen erweitert sich das Würzspektrum um ein Vielfaches. Das Essen gewinnt neue Fassetten und dient nicht ausschließlich dem Zweck, das Hungergefühl zu stillen. Deshalb sollen frische Kräuter, Gewürze oder Zitrusfrüchte zur Grundausrüstung in der Küche gehören. Würzöle sind nur als Abrundung der Gerichte gedacht oder wenn gerade keine frischen Zutaten zur Verfügung stehen.

schen Öle, die Sie verwenden, müssen von bester Qualität sein. Achten Sie beim Einkauf Ihrer Essenzen auf eine kompetente Beratung, die in Fachgeschäften, Reformhäusern, Naturläden gewährleistet ist. Für Einsteiger ist es heute sehr schwierig geworden, sich mit dem Angebot zurechtzufinden.

Worauf Sie beim Kauf achten sollten:

Auf dem Etikett muss stehen:
100 % naturrein
der deutsche und lateinische Name
das Ursprungsland
die Angabe des Pflanzenteils
die Füllmenge
die Art der Gewinnung
die KbA-Qualität
die Chargennummer
die genaue Angabe der Verdünnung
der Preis

Würzessenzen für die Küche bereitet man aus Öl, Meersalz, Honig und Sirup.

Würzöle

Herstellung: Für Würzöle gibt man auf 100 ml Pflanzenöl 10 bis 20 Tropfen der angegebenen ätherischen Öle. Haben die ätherischen Öle schon von vornherein ein starkes Aroma, sollten nur 3 bis 5 Tropfen in das Öl gemischt werden. Die Mischung lässt man 20 Tage in dunklen Flaschen reifen, dann kann sie verwendet werden.

Besonders für schwer Verdauliches.

Die Mischungen:

- 100 ml Sonnenblumenöl mit 6 Tropfen Dillsamenöl, 4 Tropfen Fenchelöl, 4 Tropfen Estragonöl und 4 Tropfen grünem Pfefferöl.
- 100 ml Sojaöl mit 6 Tropfen Dillsamenöl, 2 Tropfen Estragonöl, 2 Tropfen Melissenöl (30 %) und 4 Tropfen grünem Pfefferöl.

- 100 ml Sesamöl mit 4 Tropfen Anisöl, 6 Tropfen Fenchelöl, 6 Tropfen Korianderöl und 2 Tropfen Kreuzkümmelöl.
- 100 ml Olivenöl mit Basilikum, Rosmarin, Salbei, Origanum
- 100 ml Olivenöl mit Basilikum, Origanum, Majoran, Thymian, Rosmarin.
- 100 ml Olivenöl mit Origanum, Majoran, Rosmarin, Clementine.
- 100 ml Olivenöl mit Salbei, Thymian, Rosmarin, Kreuzkümmel.
- 100 ml Distelöl mit Ingwer, Limette, Lemongras, grünem Pfeffer.
- 100 ml Walnussöl mit Grapefruit, Orange, Bergamotte.
- 100 ml Haselnussöl mit Orange, Limette, Zitrone.
- 100 ml Walnussöl mit Orange, Mandarine, Zitrone, Grapefruit.

Würzöle und Würzsalz passen gut zu Fleisch, Suppen, Soßen, Gemüse, Kartoffeln. Die ätherischen Öle Basilikum, Dill, Estragon, Majoran, Rosmarin, Fenchel, Anis, Koriander und Origanum passen sich der Küche besonders gut an.

Würzsalz

Für Würzsalze verwendet man 100 g gutes Meersalz, das man, ebenso wie schon beim Würzöl angegeben, mit 10 bis 20 Tropfen ätherischem Öl vermengt. Das Salz wird von den ätherischen Ölen aromatisiert und aufgenommen. Würzsalz kann sofort verwendet werden und muss nicht erst 20 Tage stehen. Verwenden Sie die unter Würzöl angegebenen Mischungen, und lassen Sie Würzsalz nicht offen stehen, da sich der Geruch sonst sehr schnell verflüchtigt.

Würzhonig und Würzsirup

Würzhonig und Sirup passen gut zu Dessert, Eis, Müsli, Cocktails, Tee, Gebäck, Kremen, Kuchen, Punsch und zu Erfrischungsgetränken.

Man kann jeden Naturhonig verwenden, der zur Verfügung steht; bei Sirup verwendet man den Ahornsirup oder Birnendicksaft aus dem Reformladen.

Herstellung: Für Würzhonig und Würzsirup gibt man auf 100 ml Honig oder Sirup 10 bis 20 Tropfen ätherisches Öl. Haben die ätherischen Öle schon von vornherein ein starkes Aroma, sollten nur 3 bis 5 Tropfen untergemischt werden. Die Mischung lässt man 20 Tage in dunklen Flaschen reifen, dann kann sie verwendet werden.

Würzhonig und Würzsirup würzt man mit Orange, Mandarine, Zitrone, Bergamotte, Kakao, Ingwer, Zimtrinde, Kardamom, Vanille, Pfefferminze.

Die Mischungen:

- 100 ml Honig oder Sirup mit Orange, Mandarine, Zitrone.
- 100 ml Honig oder Sirup mit Kakaoessenz, Vanilleessenz.
- 100 ml Honig oder Sirup mit Blutorange, Pfefferminze, Orange.
- 100 ml Honig oder Sirup mit Kardamom, Zimtrinde, Ingwer, Orange, Mandarine.

Rezepte zum Ausprobieren

Müsli

100 g Jogurt, 1 EL Fertigmüsli, 1 TL Würzhonig, 1 EL Mandelmus, ½ Apfel, ½ Orange, ½ Zitrone. Alles mischen.

Knuspermüsli

200 g kernige Haferflocken, 50 g Weizenkeime, 50 g Sonnenblumenkerne, 50 g Kokosflocken, 50 g Haselnusskerne, 50 g abgezogene Mandeln, 3 EL Würzhonig. Alles mischen.

Orangenmüsli

100 g Milch, Orangen, Pfirsiche, 20 g Cornflakes, 10 g Würzhonig. Alles mischen.

Topfen-Leinöl-Speise

100 g Topfen mager, 40 g Leinöl, 25 g Milch, Würzsalz, gehackte Radieschen, Tomaten, Kümmel, Kapern, Gurken. Topfen mit Öl und Milch kremig rühren, restliche Zutaten untermischen.

Nuss-Topfen-Speise

100 g Magertopfen, 50 g Nüsse, 1 EL Milch, 10 g Würzhonig. Alles mischen.

Sojasprossensalat

1 Zwiebel, 1 Paprika, 200 g Sojasprossen, Saft von einer Zitrone, 2 EL Würzöl, 1 Messerspitze Meersalz, Paprikapulver, Petersilie. Zwiebel und Paprika schneiden, Sojasprossen waschen und abtropfen lassen. Aus Zitronensaft, Gewürzen und Würzöl eine Marinade herstellen. Alles vermischen und Petersilie darüber streuen.

Gurkensalat

1 Gurke, 50 g Jogurt, 1 TL Kräuter, 1 TL Zitronensaft, Würzsalz. Gurke in Scheiben schneiden, mit der Marinade vermischen.

Kräuterkäsemischung

30 g geriebener Käse, 1 Eigelb, 10 g Weizenschrot, 1/8 l Milch, 20 g Pflanzenmargarine, etwas Würzsalz, 1 EL Kräuter. Käse, Eigelb und Mehl vermischen, die Masse mit kochender Milch übergießen und dann auf dem Feuer verrühren, bis sie dick ist. Pflanzenmargarine, Würzsalz und Kräuter zugeben.

Vitamintopfen

250 g Topfen, Milch, 1 Paprika, 2 Essiggurken, 2 Radieschen, ½ Zwiebel, Würzsalz. Topfen mit Milch kremig rühren, Gemüse sehr fein schneiden, unterrühren und salzen.

Kartoffelschmarren

200 g Kartoffeln, 50 g Mehl, 1 Ei, 30 g Pflanzenöl, 1 TL Würzöl, Würzsalz. Gekochte Kartoffeln reiben. Mehl und Ei untermischen, Kartoffelmasse in eine Pfanne geben und von beiden Seiten backen. Zum Schluss mit Würzöl und Salz abschmecken.

Kaiserschmarren

250 g Dinkelmehl, 10 g Würzhonig, 10 g Honig, 50 g Rosinen, 50 g Pflanzenöl kaltgepresst, 150 ml Milch, 4 Eier, 1 Prise Meersalz. Mehl mit Milch zu einem dickflüssigen Teig anrühren und das Eigelb zugeben, Honig und Salz beimengen, Eiklar zu steifem Schnee schlagen und unterheben.

Französische Kartoffelsuppe

500 g Kartoffeln, 2 bis 3 Zwiebeln, 30 g Butter, 30 g Mehl, Fleischsuppe, Würzsalz, Pfeffer, 2 EL geriebener Käse, 4 EL Sauerrahm. Kartoffeln und Zwiebeln schälen, in Wasser kochen und passieren. Einmach bereiten, mit dem Kartoffelbrei ablöschen, mit Fleischsuppe aufgießen und nach dem Aufkochen würzen. Käse und Sauerrahm verrühren, vor dem Anrichten in die Suppe geben.

Kräuterauflauf

100 g Mehl, 1 Ei, etwas Milch, 2 EL gehackte Kräuter, Würzöl, Salz. Aus allen Zutaten einen flüssigen Teig herstellen, in gebutterter Form goldgelb backen.

Würziger Bauerneintopf

500 g Schweinsschulter, 300 g Karotten, 150 g Sellerie, 2 gehackte Zwiebeln, 2 zerdrückte Knoblauchzehen, 50 g Butter, Salz,

3 TL Tomatenmark, 2 gehackte Essiggurken, 500 g Kartoffeln, Suppe zum Aufgießen, Petersilie, 1 EL Würzöl. Das würfelig geschnittene Fleisch in Butter mit der gehackten Zwiebel und dem Gemüse anrösten. Gewürze, Tomatenmark und Essiggurken dazugeben. Mit Suppe auffüllen, weich dünsten und Kartoffeln dazugeben. Fertig kochen, Würzöl einrühren und mit Petersilie bestreuen. Dazu reicht man Brot.

Kaisergugelhupf

200 g Butter, 180 g Zucker, 2 EL Würzhonig, 200 g Mehl, 4 Eier, Rum, Salz, Vanillezucker, 40 g Walnüsse, 40 g Schokolade. Die weiche Butter mit Zucker, Würzhonig, Rum, Salz, Vanillezucker und Zitronenschale schaumig rühren, nach und nach Eier zugeben. Walnuss und Schokoladestückchen unter das Mehl mischen und unter den Teig heben. Mit 180 Grad ca. 50 Minuten backen.

Öl-Walnuss-Gugelhupf

4 Dotter, 125 g Staubzucker, 125 g Rohzucker, 10 EL Walnusswürzöl, 7 EL Wasser, Zitronensaft und -schale, 250 g Mehl, ½ Paket Backpulver, 4 Eiklar Schnee. Dotter, Zucker, Öl und Wasser schaumig rühren. Mehl und Schnee unterheben. Bei Mittelhitze zirka 1 Stunde backen.

Herrendessert

6 EL Whisky, 5 EL Honig, 3 Tropfen Muskatessenz, 5 Tropfen Orangenessenz, Saft einer Orange, ¼ l Obers, 2 EL Staubzucker. Schlagobers mit Staubzucker steif schlagen, beiseite stellen. Übrige Zutaten zusammenrühren und unter die Schlagsahne heben. Die Masse in Gläser füllen und mit geriebener Schokolade bestreuen.

Paradieskreme mit Grapefruit

400 g Schokolade, 4 EL heißer Kaffee, 3 Eier, 14 Tropfen Grapefruitessenz, ¼ kg Magertopfen, 4 EL Staubzucker, Pistazien. Schokolade in kleine Stücke brechen, zusammen mit Kaffee in eine Schüssel geben. Schokolade schmelzen, Eigelb einrühren. Grapefruitessenz, Magertopfen und 3 EL Staubzucker unter die Kreme rühren. Das Eiweiß mit 1 EL Staubzucker zu steifem

Schnee schlagen und unter die Schokolademasse ziehen. 2 Stunden in den Kühlschrank stellen. Mit Pistaziensplittern bestreut servieren.

Papayakreme

2 Papayas, 2 Limetten, Staubzucker, 5 Tropfen Limettenessenz, Cognac, ¼ Obers. Das Fruchtfleisch der Papayas mit dem Saft der Limetten und 2 EL Staubzucker zusammen mit Limettenessenz und 1 Likörglas Cognac im Mixer pürieren. Schlagobers mit 1 EL Kristallzucker steif schlagen und unter die Papayamasse heben. In Gläser verteilen und mit gehackten Mandeln servieren.

Erdbeer-Sekt-Speise

½ kg Erdbeeren, 150 g Rohzucker, Mineralwasser, Zitronensaft, 20 Tropfen Orangenessenz, Sekt. Erdbeeren waschen und pürieren. Den Rohzucker zusammen mit ¼ l Mineralwasser und 1 EL Zitronensaft aufkochen. Vom Feuer nehmen und auskühlen lassen. Danach die Orangenessenz in den Zuckersirup rühren. Das Erdbeerpüree unter den Zuckersirup mengen. In eine Schüssel geben und im Tiefkühlfach erstarren lassen. Aus der gefrorenen Masse mit einem Löffel Bällchen ausschaben und in Sektgläser verteilen. Mit Sekt auffüllen und servieren.

Honigmond-dessert

3 EL Butter, 3 EL geriebene Mandeln, 5 Bananen, 7 EL Bienenhonig, 4 Tropfen Anisessenz, 1 Zitrone, Pistazien. Butter in einer Pfanne erhitzen, darin die Mandeln kurz anrösten. Mandeln herausnehmen. Die Bananen schälen, halbieren, in die Pfanne legen und kurz braten (20 Sekunden). Bienenhonig mit Anisessenz vermischen und den Saft einer Zitrone einrühren. Alles über die Bananen gießen, mit Pistazien bestreuen und sofort servieren.

Mandarinen-Honig-Dessert

3 Eier, 100 g Honig, 6 Tropfen Mandarinenessenz, ¼ l Schlagobers. Eier und Honig werden in einer Schüssel vermischt. Die Masse wird über ein heißes Wasserbad gestellt und kremig gerührt. Danach die Kreme in kaltes Wasserbad setzen und kaltrühren. Die Mandarinenessenz einrühren. Schlagobers steif schla gen, Eimasse unterheben. Die Masse in Schalen füllen, mit Folie abdecken und tiefgefrieren. Vor dem Anrichten die Schalen in heißes Wasser tauchen und auf Dessertteller stürzen. Mit Mandarinenspalten garnieren.

Aphrodisische Genüsse

Im kulinarischen Bereich zaubert man besonders mit der Rose raffinierte Köstlichkeiten und Leckereien.

Weichsel-Rosen-Likör

1 kg Weichseln, 700 g Honig, armomatisiert mit 7 Tropfen Rosenöl, 4 Tropfen Koriander, 2 Tropfen Zimtrinde und 4 Tropfen Neroli, 1 l Cognac. Würzhonig über die Weichseln geben. Cognac oder Kirsch darüber gießen und mindestens 10 Wochen reifen lassen. Danach absieben und umfüllen.

Kirschdessert L'amour

½ kg Kirschen, 1 Zitrone, 50 ml Wasser, 50 g Zucker, 25 ml Rosenwasser. Kirschen entsteinen, fein pürieren und mit dem Saft einer Zitrone vermengen. Wasser, Zucker und Rosenwasser zu einem Sirup köcheln lassen. Kirschpüree hinzufügen und mit dem Zuckersirup kurz aufkochen lassen. Im Eisfach gefrieren lassen.

Rosenbowle

3 Pfirsiche, 1 Flasche Schaumwein, 4 EL Rosenwasser, 4 EL Obstlikör, 3 EL Limettensaft. Den Schaumwein mit Rosenwasser, Pfirsichlikör und Limettensaft verrühren. Geschälte und in kleine Stücke geschnittene Pfirsiche dazugeben und eine Stunde ziehen lassen. Gekühlt servieren.

Chinesische Äpfel

5 Äpfel, 30 g Butter, 3 EL Zucker, 150 ml Weißwein, Wasser, 2 EL Honig, gewürzt mit 3 Tropfen Orange und 1 Tropfen Zimtrinde. Äpfel schälen und in Spalten schneiden. In einem Topf Butter schmelzen, Zucker einrühren. Mit dem Weißwein und etwa 60 ml Wasser zum Kochen bringen. Äpfel einlegen und auf kleiner Flamme weich dünsten lassen. Würzhonig in die Flüssigkeit einrühren. Lauwarm servieren.

Persische Apfelnockerln

125 g Äpfel, 1 EL Zitronensaft, ¼ l Wasser, 30 g Zucker, 50 g Mehl, 1 Ei, 1 EL Likör, 1 TL Honig, 5 Tropfen Zitronenessenz. Äpfel schälen, würfeln und mit Zitronensaft übergießen. Aus Wasser, Zucker, Mehl, Ei, Likör (Arrak) und Honig mit 5 Tropfen Zitrone einen Teig herstellen. Apfelwürfel einheben und in der Pfanne kleine Palatschinken braten. Mit Würzhonig (Orange, Zitrone) bestreichen.

Literaturhinweise

Marc Meintrup, **Natürlich behandeln mit Aloe vera**, Verlag Südwest
L. v. Braunschweig, **Pflanzenöle. 30 Helfer für die Gesundheit**, Verlag Gräfe und Unzer
Norbert Messing, **Heilende Öle**, Verlag Peter Erd
Lina und Axel Waniorek, **Die Heilkraft der Öle**, Verlag Falken
Julia Lawels, **Aromatherapie**, Könemann Verlag
Dr. med. Schneider, **Nütze die Heilkraft unserer Nahrung**, Saatkorn Verlag
Maggie Tisserand, **Die Geheimnisse wohlriechender Essenzen**, Windpferd Verlag.
Joachim H. Angerstein, **Die Essig-Hausapotheke**, Weltbild Verlag
Emily Thacker, **Das große Buch vom Essig**, Reuille Verlag
Dr. H. Seelinger, **Der perfekte Hausarzt**, Verlag 77
Maria M. Kettenring, **Aromaküche im Rhythmus der Jahreszeiten**, A. T. Verlag
Manfred Neuhold, **Naturkosmetik und Parfum**, Leopold Stocker Verlag
Stephanie Faber, **Das große Buch der Naturkosmetik**, Wilhelm Heyne Verlag
Ursula Fabian, **Rezepte aus der Aromaküche**, Wilhelm Heyne Verlag

Die Autorin stellt Ölmischungen, Naturkosmetik und Duftmischungen her.
Ihre Adresse: Anna Handlbauer, Schöndorf 36, A-4193 Reichenthal, Tel.: 07214-4388

ISBN 3-902134-05-4
www.freya.at / e-mail: freya@netway.at

Umschlagfoto: Siegrid Hirsch
Satz & Layout: Wolf Ruzicka
Lektorat: Johann Schnellinger, Verlagsservice, Linz
Druck: Obersteirische Druckerei, Leoben

Gedruckt auf chlor- und säurearmem Papier